王洪武／著

支气管镜介入治疗 王洪武 2019 观点

科学技术文献出版社
SCIENTIFIC AND TECHNICAL DOCUMENTATION PRESS

·北京·

图书在版编目（CIP）数据

支气管镜介入治疗王洪武2019观点 / 王洪武著. —北京：科学技术文献出版社，2019.4（2020.10重印）

ISBN 978-7-5189-5325-7

Ⅰ.①支… Ⅱ.①王… Ⅲ.①气管镜—应用—呼吸系统疾病—介入性治疗 Ⅳ.① R560.5

中国版本图书馆 CIP 数据核字（2019）第 052008 号

支气管镜介入治疗王洪武2019观点

策划编辑：帅莎莎　　 责任编辑：帅莎莎　　 责任校对：文　浩　　 责任出版：张志平

出　版　者	科学技术文献出版社	
地　　　址	北京市复兴路15号　　 邮编　　100038	
编　务　部	（010）58882938，58882087（传真）	
发　行　部	（010）58882868，58882870（传真）	
邮　购　部	（010）58882873	
官方网址	www.stdp.com.cn	
发　行　者	科学技术文献出版社发行　　全国各地新华书店经销	
印　刷　者	北京虎彩文化传播有限公司	
版　　　次	2019 年 4 月第 1 版　　 2020 年 10 月第 4 次印刷	
开　　　本	710×1000　　1/16	
字　　　数	101千	
印　　　张	11.25　彩插2面	
书　　　号	ISBN 978-7-5189-5325-7	
定　　　价	98.00元	

序
Foreword

韩启德

　　欧洲文艺复兴后，以维萨利发表《人体构造》为标志，现代医学不断发展，特别是从 19 世纪末开始，随着科学技术成果大量应用于医学，现代医学发展日新月异，发生了根本性的变化。

　　在过去的一个世纪里，我国现代化进程加快，现代医学也急起直追。但由于启程晚，经济社会发展落后，在相当长的时期里，我国的现代医学远远落后于发达国家。记得 20 世纪 50 年代，我虽然生活在上海这个最发达的城市里，但是母亲做子宫切除术还要到全市最高级的医院才能完成；我患猩红热继发严重风湿性心包炎，只在最严重昏迷时用过一点青霉素。20世纪60—70年代，我从上海第一医学院毕业后到陕西农村基层工作，在很多时候还只能靠"一根针，一把草"治病。但是改革开放仅仅30多年，我国现代医学的发展水平已经接近发达国家。可以说，世界上所有先进的诊疗方法，中国的医生都能做，有的还做得更好。更为可喜的是，近年来我国医学界开始取得越来越多的原创性成果，在某些点上已经处于世界领先地位。中国医生已经不再盲从发达国家的疾病诊疗指南，而能根据我们自己的经验和发现，根据我国自己的实际情况制定临床标准和规范。我们越来越有自己的东西了。

要把我们"自己的东西"扩展开来，要获得越来越多"自己的东西"，就必须加强学术交流。我们一直非常重视与国外的学术交流，第一时间掌握国外学术动向，越来越多地参与国际学术会议，有了"自己的东西"也总是要在国外著名刊物去发表。但与此同时，我们更需要重视国内的学术交流，第一时间把自己的创新成果和可贵的经验传播给国内同行，不仅为加强学术互动，促进学术发展，更为学术成果的推广和应用，推动我国医学事业发展。

我国医学发展很不平衡，经济发达地区与落后地区之间差别巨大，先进医疗技术往往只有在大城市、大医院才能开展。在这种情况下，更需要采取有效方式，把现代医学的最新进展以及我国自己的研究成果和先进经验广泛传播开去。

基于以上考虑，科学技术文献出版社精心策划出版《中国医学临床百家》丛书。每本书涵盖一种或一类疾病，由该疾病领域领军专家撰写，重点介绍学术发展历史和最新研究进展，并提供具体临床实践指导。临床疾病上千种，丛书拟以每年百种以上规模持续出版，高时效性地整体展示我国临床研究和实践的最高水平，不能不说是一个重大和艰难的任务。

我浏览了丛书中已经完稿的几本书，感觉都写得很好，既全面阐述有关疾病的基本知识及其来龙去脉，又介绍疾病的最新进展，包括笔者本人及其团队的创新性观点和临床经验，学风严谨，内容深入浅出。相信每一本都保持这样质量的书定会受到医学界的欢迎，成为我国又一项成功的优秀出版工程。

《中国医学临床百家》丛书出版工程的启动，是我国现代医学百年进步的标志，也必将对我国临床医学发展起到积极的推动作用。衷心希望《中国医学临床百家》丛书的出版取得圆满成功！

是为序。

作者简介
Author introduction

王洪武,博士,教授,主任医师,国务院政府特殊津贴专家。现任应急总医院(原煤炭总医院)副院长,医院学术委员会主任委员,首席专家,兼呼吸内科主任、肿瘤内科主任、职业病科主任。上海交通大学医学院附属瑞金医院特聘教授,山西医科大学特聘博士生导师,中国科学院合肥研究院特聘研究员、华北理工大学硕士研究生导师。

社会兼职:世界内镜医师协会呼吸内镜协会(WBDA)会长,亚洲冷冻治疗学会副主席,中华人民共和国国家卫生健康委员会呼吸内镜专家委员会委员,中国抗癌协会肿瘤光动力治疗专业委员会主任委员,北京健康促进会呼吸及肿瘤介入诊疗联盟主席,中国医学著作网介入肺脏医学专家编委会主任委员,中国研究型医院学会常务理事,中华医学会呼吸病学分会介入呼吸病学组常务委员,北京抗癌协会介入治疗委员副主任委员,北京医学呼吸分会常委,北京激光学会常委。

从事呼吸系统疾病及肿瘤临床工作35年,连续四届被评为"全国十佳呼吸介入治疗专家"。认为双靶区治疗是患者最佳治疗方案,采取物理或生物靶区(局部治疗)与分子靶区(全身治疗)相结合的方法可兼顾局部与全身治疗。对不能手术的患者可行微创靶区治疗，如靶区物理治疗（冷热消融治疗、内镜下介入治疗），靶区放射治疗，靶区化学治疗及靶区血管介入治疗。对不能外放疗的患者还可施行近距离放疗，对不能耐受全身化疗的患者可行局部药物注射或缓释化疗药物植入。

首次提出肺脏介入医学体系的"123"创新理论：①建立一套完整的现代介入治疗体系；②倡导双靶区治疗理念；③遵循"三定"原则，采取适宜治疗方案。倡导肺脏介入医学体系应包括呼吸内镜技术、影像引导下的经皮穿刺和血管介入治疗技术，这一理念近年来得到国内外专家的广泛认可。在应急总医院建立了专用的气管镜手术室、CT介入治疗室和导管室。在国内最早成立呼吸道梗阻急诊抢救绿色通路，每年接收全国各地的患者近千人。

遵循"三定"原则是指治疗前需确定肿瘤的部位、性质和分期。不同的部位需采取不同的治疗手段。王洪武教授在国内最早提出"海-陆-空"联合作战的方案，对气道内肿瘤通过气道（陆）进行内镜介入治疗，对富血管的肿瘤或有血管堵塞时通过血管（海）进行介入治疗，而对发生肺内或其他部位转移的实体肿瘤采用影像引导下的经皮穿刺（空）进行治疗。最早提出中央型气道的八分区方法和四分型方法，便于气道内肿瘤的准确定位（类似气道内的 GPS），且通过大数据发现气道的不同部位有不同的好发肿瘤。创新应用"王氏硬质镜插入法"，可在 5 秒内快速插入硬质镜，大大简化了操作流程，为患者的抢救赢得了时间，现已在全国推广应用。在临床上特别注重"三位一体"的治疗方法，如气管内与气管外、血管内与血管外、胸腔内与胸腔外的整合治疗。近来王洪武教授提出加速康复支气管镜（ERAB）和区块链技术在肺脏介入治疗中的应用，亦颇有见地。

近年来获部属医疗成果奖一等奖 2 项、二等奖 7 项；发表论文 220 余篇；主编专著 18 部，参编专著 22 部；专利 20 余项。

前 言
Preface

时光荏苒，白驹过隙。说好的让我展望一下2019年支气管镜介入治疗会有哪些新的进展，不觉一晃又快过了半年。

21世纪是技术飞速发展的时代，只有想不到，没有做不到。现在支气管镜技术已远超当年我们用气管镜所能窥见的范围，内镜超声技术已扩展到大气道周围与肺周边病变，导航技术也可以涵盖肺内所有病变，我将其形容为陆（大气道）－天（大气道周围）－空（肺内）一体化。同时也从诊断技术向治疗技术拓展。

近几年，我致力于支气管镜介入治疗技术的标准化、规范化，提出了许多新的理念，感谢同仁的认可。本书系统阐述了中央型气道的八分区方法、气道疾病的四分型方法和气道狭窄的分级标准，并对"王氏硬质镜插入法"辅以视频，便于读者参考。我参与制定了多个专家共识，一些技术拥有光明的前景，希望其能够在未来不断在国内外发展和推广。

随着肺脏介入技术的发展，单一技术已经不能满足临床需求。10余年前我提出呼吸介入整合医学的"123"理论：要建立一套完整的肺脏介入医学体系（海－陆－空），要倡导双靶向（生物靶区与分子靶区）治疗理念，要坚持"三定"（定性、定期、定位）原则。多学科协作制度（MDT）已不能满足患者需求，多技术协同（MTT）才能充分体现以人为本的治疗理念。实践告诉我们，只有掌握了这些理论体系，才能真正成为介入治疗专家。

目前新技术日新月异，新的方法也不断涌现。当我们还在憧憬5G时代到来的时候，6G已摆在我们面前。人工智能（AI）、远程医疗、区块链技术、互联网＋医疗、物联网＋医疗、视联网＋医疗，已经为传统医疗带来革命性的发展和变化。分子靶向治疗、免疫治疗、干细胞治疗等也对传统的手术、放疗、化疗带来颠覆性的改变。快速诊断平台（ROSE）和二代测序技术（NGS）也将使诊断和治疗进入"读秒"时代。

近几年我专注于呼吸介入治疗，个人理念与时代发展总不能完全贴合，但我知道，呼吸介入治疗要有大的发展，一定要博采众长，吸纳更新的理念和最新的技术，这一定是一条正确的道路，有新的尝试才能看见希望。

我国呼吸介入治疗经过近20年的发展，已从学步、跟跑到齐跑阶段，某些技术已经处于领跑水平。近期我将牵头成立"世界内镜医师协会呼吸内镜协会（WBDA）"，参与制定国际内镜医师培训考核机制和技术规范。跟紧形势，大门已经打开，我能够为学科做的事情也已经筹备得当，希望WBDA能够把我国呼吸内镜的诊治技术向全世界展开。

王洪武

目 录
Contents

中央型气道的八分区方法及气道疾病的四分型方法

1. 中央型气道的八分区方法对确定病变部位和性质有重要的指导意义

中央型气道是指气管、主支气管和右中间段支气管。笔者借鉴国外的方法，最早在国际上提出了中央型气道的八分区方法（表1，图1）。近年来，笔者经过几万例的支气管镜介入治疗，认为这一方法简单实用，值得临床推广应用，这也是我们中国人首先提出的分区方法。

表1 气道病变的部位

分区	病变部位
I	主气管上 1/3 段
II	主气管中 1/3 段

续表

分区	病变部位
Ⅲ	主气管下 1/3 段
Ⅳ	隆突
Ⅴ	右主支气管
Ⅵ	右中间段支气管
Ⅶ	左主支气管近 1/2 段
Ⅷ	左主支气管远 1/2 段

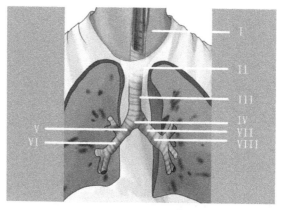

图 1　中央型气道的八分区（彩图见彩插 1）

　　这一分区方法是在 2007 年 Freitag 等 18 位欧美肺病专家提出的中央型气道狭窄的分类系统（a proposed classification system of central airway stenosis）基础上修饰而成。原来的分类系统只分为五个区：主气管、左主支气管、右主支气管。主气管等分为三区，右主支气管分为四区，左主支气管分为五区，没有包含隆突，右中间段支气管、左主支气管亦未分开。

　　实际上，隆突（Ⅳ区）亦是中央型气道的重要组成部分，发生于此处的病变往往累及三支病变（主气管下段和双侧支气管开口），引起复杂的气道阻塞，有时会引起一侧全肺不张，其余两支亦有严重狭窄，随时可引起窒息。而发生于右主支气管（Ⅴ区）和右中间段支气管（Ⅵ区）的病变后果亦不同。右主支气管（Ⅴ区）堵塞往往引起右全肺不张，原发灶多起源于右上叶支气管，将右主支气管（Ⅴ区）病灶清除后，右中下叶可完全复张；而右中间段支气管（Ⅵ区）堵塞往往引起右中下叶不张，将起源右中间段的病灶清除后，右中下叶不张可完全消失。起源于左主支气管近端（Ⅶ区）和远端（Ⅷ区）的病变造成的后果亦不同。将阻塞Ⅶ区的病变清除后，左全肺不张可完全消失，但阻塞Ⅷ区的病变多起源于左上叶或下叶支气管，将Ⅷ区病灶清除后，可使部分肺复张，但阻塞段支气管的病灶往往难以清除。

　　中央型气道的八分区方法对放置气道支架有重要的指导价值，特别是对食管气管瘘（ERF）的封堵有重要的指导意义。笔者经过上千例的临床实践证明，对Ⅰ区、Ⅵ区、Ⅷ区的ERF，气管支架的封堵效果较差，应放置食管支架，必要时可定做小 Y 形支架；而Ⅲ区、Ⅳ区、Ⅴ区、Ⅶ区的 ERF 直支架效果较差，应放分叉支架。Ⅴ区、Ⅵ区的病变还可定做 OKI 支架。

　　不同的分区，病变的性质不同。恶性气道病变位于Ⅲ区、Ⅴ区、Ⅵ区、Ⅶ区最多见，且以原发性、混合型、鳞癌最常见。腺癌、小细胞肺癌（SCLC）和黏液表皮样癌均以支气管内（Ⅵ区、

Ⅶ区、Ⅷ区）较多见，而腺样囊性癌则以主气管（Ⅲ区、Ⅱ区）最常见。食管癌最常转移的部位是Ⅶ区、Ⅲ区、Ⅱ区、Ⅴ区，甲状腺最常转移的部位是Ⅰ区。气管插管后的狭窄常发生于Ⅰ区，而气管切开的狭窄常发生于Ⅱ区。

根据病变侵犯范围，将其分为局限型和弥漫型：局限型是指侵犯 1 个区的病变，弥漫型是指侵犯 2 个区以上的病变。局限型可手术切除，弥漫型多无手术指征。如病变局限于 1 个区，有明显的手术指征，如病变超过 2 个区，手术需慎重。

总之，中央型气道的八分区方法简单易行，对确定病变部位和性质均有重要的指导意义。

2. 气道疾病的四分型方法

根据病变位于管壁上的位置，可分为 4 种类型：管内型、管壁型、管外型和混合型（图 2）。

（1）管内型：为广基底结节或有蒂肿块型，肿物呈息肉或结节状突向腔内，基底贴附于管壁，瘤体与气管壁分界不清，伴管壁局限性增厚，管腔变窄。

（2）管壁型：沿管壁浸润状增厚型，肿瘤起源于气管黏膜上皮及腺体组织，并沿管壁长轴浸润生长，使管壁全层、全周或近全周增厚，致管腔重度狭窄。

（3）混合型：为肿瘤穿破管壁向腔外生长，轮廓不规则或分叶。向腔内生长为主者管腔明显狭窄，若向腔外生长，常累及纵隔及颈部结构。

（4）管外型：肿瘤源于管壁或管壁外组织，在管腔外生长，但压迫气道变窄。

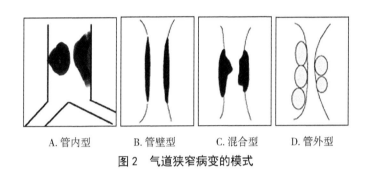

A. 管内型　　B. 管壁型　　C. 混合型　　D. 管外型

图2　气道狭窄病变的模式

另外，根据管腔最窄处的狭窄程度，气道狭窄可分为5级（表2）。

表2　气道狭窄程度的判断标准

分级	管径的狭窄程度（%）
Ⅰ	≤ 25
Ⅱ	26 ～ 50
Ⅲ	51 ～ 75
Ⅳ	76 ～ 90
Ⅴ	91 ～ 100

参考文献

1. 王洪武. 支气管镜在中央型气道狭窄介入治疗中的应用. 国际呼吸杂志，2012，32（4）：275-279.

2. Freitag L，Ernst A，Unger M，et al.A proposed classification system of central airway stenosis. Eur Respir J，2007，30（1）：7-12.

3. 王洪武，张楠，李冬妹，等. 气管镜治疗187例次因恶性肿瘤引起的阻塞性肺不张的临床分析. 中国肺癌杂志，2011，14（8）：653-659.

4. 王洪武，李冬妹，张楠，等. 气管内覆膜金属支架置入治疗食管气管瘘. 中华结核和呼吸杂志，2013，36（5）：390-392.

5. Wang H，Tao M，Zhang N，et al. Airway Covered Metallic Stent Based on Different Fistula Location and Size in Malignant Tracheoesophageal Fistula. Am J Med Sci，2015，350（5）：364-368.

6. 王洪武，张楠，李冬妹，等. 中央型气道恶性肿瘤881例分析. 中华结核和呼吸杂志，2014，37（2）：148-149.

7. 王洪武，张楠，周云芝，等. 207例气管切开/气管插管后良性气道狭窄的疗效分析. 国际呼吸杂志，2017，37（8）：595-599.

王氏硬质镜插入法

硬质气管镜（RB）能保持气道通畅，并且在操作端有侧孔与呼吸机相连，故硬质镜又称"通气支气管镜"。硬质镜的现代价值在于作为介入通道允许软性支气管镜及其他器械进入气道内，大大拓宽了其应用范围，可在直视下进行支架释放、激光消融、氩等离子体凝固术（APC）、取异物和冷冻等操作。因此，硬质镜是现代介入肺病学的主要工具，是呼吸科医师应当掌握的一项"古老"的新技术，具有广阔的应用前景。

经过120余年的发展，RB已有成熟的操作技术和治疗规范，似乎"无懈可击"。但RB须在全麻下进行，操作复杂，时间较长，严重限制其应用。近年来，笔者进行了一系列技术和设备的改进，使这一古老技术焕发出青春活力。

笔者在加速康复支气管镜(enhanced recovery after bronchoscopy，ERAB）的理念应用到硬质镜的诊治中，取得非常好的效果，值得临床推广应用。笔者提出"555"的标准，即5分钟麻醉好、5秒内插入硬质镜、术后5分钟拔管回病房，目前大多数患者都能实现这一目标，大大节省了时间，并发症和治疗费用也大大减少和降低。

针对 RB 的各个环节，笔者认为有必要从术前准备、麻醉、术中操作、术后观察等多个环节，做好细致的 ERAB，这些工作需要通过多学科医护共同完成，才能达到预期目的。呼吸内镜医师是实施 ERAB 的关键，麻醉科医师和护士应积极参与内镜术前评估和术前准备。病房护士对围手术期评估和康复也会起到重要作用。

实施 ERAB 的措施，包括术前会起到宣教、饮食准备，术中麻醉方式和药物的选择、影像准备、凝血功能检测、血常规及血型鉴定、病毒性感染指标测定等。

3. 硬质气管镜的术前评估与宣教

术前评估患者行 RB 的风险、能否耐受全麻过程及其获益性（是否必须要做 RB）。

术前宣教被认为是围手术期不可或缺的一部分。内镜医师和麻醉医师不仅要通过合适的沟通方式缓解患者的焦虑情绪，还要为患者制定术前镇静、镇痛药物运行和饮食方案。根据 ERAS 的要求，禁食固体食物和禁饮时间分别缩短为 6 小时 和 2 小时，并且在术前 2 小时口服 400ml 的碳水化合物，有助于减轻患者术前饥饿感，降低术中胰岛素抵抗，促进术后快速康复。这比传统的术前禁食 12 小时至少缩短了 6 小时，也就是至少减轻了患者

6 小时的饥饿感。

术前应提前建立输液通道，应用多功能心电血压监护仪进行无创血压、心电、呼吸、血氧饱和度监测。应用 BISS 检测脑电活动，便于术中准确用药。

4. 硬质气管镜的麻醉

RB 的麻醉必须是全凭静脉麻醉。麻醉前面罩吸氧，预氧合 5 ～ 10 分钟。术前诱导药物依次为：咪达唑仑 2 ～ 3mg、舒芬太尼 5 ～ 10μg、丙泊酚 1 ～ 1.5mg/kg 或依托咪酯 0.1 ～ 0.15mg/kg、琥珀胆碱 1.5 ～ 2mg/kg。随即给予肌松剂阿曲库铵 0.5mg/kg，待肌颤消失、下颌肌肉松弛后即可插入硬质镜。术中维持用药：丙泊酚 4 ～ 6mg·kg^{-1}·h^{-1}、雷米芬太尼 0.1 ～ 0.2μg·kg^{-1}·min^{-1}，间断追加舒芬太尼。治疗结束前 30 分钟，静脉给予地塞米松 10mg 或甲基泼尼松龙 80mg。

5. 硬质气管镜的术中操作

传统 RB 插入法需 5 ～ 10 分钟，而笔者将插入法改良后，5 ～ 10 秒内可快速插入，大大缩短了插入时间。在软质气管镜引导下插入 RB 实施方法：将软镜插到硬质镜镜鞘内，距鞘尖端部 5 ～ 10 mm，切勿将软镜伸出镜鞘（视频 1 王氏插入法）。经口插入镜

视频 1 王氏插入法二维码

鞘，沿舌背前行，看到会厌后将会厌挑起，将镜鞘侧转90度，进入声门，然后再将镜身转正。随即镜鞘末端连接三通管，对接高频喷射呼吸机，调至呼吸频率20～40次/分（常频），维持患者血氧饱和度在100%。如为声门部或声门下肿瘤，硬质镜前端斜面跨过声门即可，由助手固定硬质镜进行操作。在不停呼吸机的情况下经过镜鞘后孔进行各种操作。若操作一段时间后，常频喷射通气不能维持足够的血氧饱和度，可改用麻醉机，必要时用手动式球囊按压，将血氧饱和度维持在100%以上时，再继续进行操作。

既往硬质镜操作过程中曾行高频通气（要求通气频率在80次/分以上），但易引起CO_2潴留，我们将呼吸频率控制在40次/分以内，则基本无CO_2潴留。同时，我们将硬质镜镜鞘末端呼吸机的接入插口进行了技术改进（图3），呼吸压力减少了50%（常规需0.6Pa，而改进后为0.3Pa），气道损伤明显降低，而同时降低了低氧血症和CO_2潴留的发生概率。

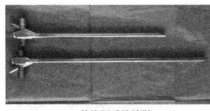
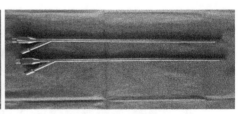

A. 传统硬质镜镜鞘　　　　　　　B. 改良后的镜鞘

图3　硬质镜镜鞘的改良（彩图见彩插2）

大多数硬质镜需与电子支气管镜相结合进行介入治疗。如果各种原因致 RB 无法插入，亦可换用气管插管或喉罩，再结合电子支气管镜进行介入治疗。

呼吸内镜医师要熟练应用各种仪器设备。呼吸内镜下有许多技术和设备，如活检钳、氩气刀、冷冻仪、光动力治疗仪、内支架，每一种技术和设备都有特殊的要求，需熟练掌握。如热消融热备，术前需连好电极、调整好能量功率，激光需准备好光导纤维和调整好激光能量，支架需选好型号等。

术中还需根据不同的病变采取不同的技术。如管内病变，可采用电圈套器、APC、冻取等，对管壁病变可采取铲切、APC、激光等，对管外压迫病变，可采用内支架置入等技术。如何序贯或同步采用这些技术，就是一种艺术问题，即整合治疗。

术中呼吸内镜医师和助手间的配合默契程度，对手术进程也有重要作用。

麻醉师还要根据患者的情况不断调整用药，维持患者持续麻醉状态和稳定的生命体征。在临近手术结束时，要及时减药，必要时应用拮抗药，迅速让患者苏醒，恢复自主呼吸状态，并在 5 分钟左右拔出硬质镜，洗净口腔内的分泌物，待患者稳定后送回普通病房，并与病房护士交接清楚，说明术中情况和术后需注意事项。

6. 术后康复

硬质镜是在全麻下操作，拔管后需在复苏室密切观测生命体征的变化。术后宜采取半卧位，不要去枕平卧位。术后 2～3 小时可下床活动和经口进食。

硬质镜的管理未来要按加速康复支气管镜（ERAB）的方案进行。施行硬质镜的患者一般病情较重，除关注气道的通畅程度以外，还需注意心肺功能以及电解质紊乱等情况，以提高患者生存质量、改善患者预后，减少并发症，缩短住院时间和降低住院费用。

参考文献

1. 王洪武. 重视硬镜在危重气道狭窄疾病中的应用. 中华结核和呼吸杂志，2013，36（2）：143-145.

2. 中华医学会肠外肠内营养学分会加速康复外科协作组. 结直肠手术应用加速康复外科中国专家共识（2015 版）. 中国实用外科杂志，2015，35（8）：841-843.

3. 程庆好，李蕾，孙磊，等. 气管内肿物微创治疗的麻醉管理. 临床麻醉学杂志，2009，25（6）：530-531.

加速康复外科在呼吸内镜介入治疗中的应用

加速康复外科（Fast tract surgery，FTS）最早出现于 20 世纪 70 年代，此后首先应用于冠脉搭桥术后加速康复的一组治疗措施。1997 年丹麦的 Kehlet 教授首次将加速康复外科（enhanced recovery after surgery，ERAS）应用于临床，其核心是以循证医学证据为依据，多学科合作，优化围手术期处理措施，改善患者预后，缩短围术期住院时间，降低医疗费用，减少并发症。20 余年来，这种多学科、多模式围术期康复干预的理念已得到全世界越来越多施行手术的科室及麻醉科的广泛认可。我国 ERAS 的发展极其迅速，成立了多个相关的组织，发表的 ERAS 论文也呈井喷式增长。

近年来，呼吸内镜介入治疗逐渐向微创手术技术发展，尽早引用 ERAS 的理念，对减少围手术期并发症的发生、促进患者尽快康复有重要作用。目前，国内外呼吸内镜介入治疗尚无此理念，笔者根据自己的经验，介绍这方面的知识，希望能抛砖引玉，尽快在该领域建立中国人自己的体系。

7. 加速康复外科国内外发展和现状

ERAS 理念由外科医师提出，以临床手术医师为主导，病房护士、麻醉科医师共同参与 ERAS 方案制定，最后在临床手术医师的指导下予以实施的医护 ERAS—MDT 模式。ERAS 最早应用于心血管外科手术，并在结直肠外科、妇科、肝外科、乳腺外科、泌尿外科及脊柱外科等诸多外科领域得到应用。ERAS 合作组织最早由苏格兰、荷兰、瑞典、挪威和丹麦 5 个北欧国家或地区联合成立，随后在美国和加拿大得到普及，最后得到包括中国、日本、新西兰、澳大利亚等全世界的认可，并建立了 ERASsociety 网站（http://www.erassociety.org），发表和更新了一系列指南，推动了 ERAS 在全世界的发展和普及。

ERAS 最早关心的是患者术后为什么要在医院长期卧床，哪些因素影响患者的康复，如何缩短患者术后住院时间。在最先推广 ERAS 的苏格兰，已建立了 ERAS 数据库，涵盖苏格兰所有医院的手术患者，据统计，近 5 年纳入 ERAS 方案的患者占总手术人数的比例由 21% 上升至 92%，平均术后住院时间由 5.7 天降低至 4.7 天，平均住院费用下降了 23%。随后，北美规定 ERAS 方案作为结直肠手术围术期处理的标准方案，大部分患者能够在术后 3～5 天出院。澳大利亚和新西兰也实施了 ERAS 方案，显著降低了大肠癌手术患者的总住院时间和费用，降低了围手术期并发症的发生率。目前在腹腔镜和胸腔镜等方面已广泛推广ERAS，取得了丰硕成果。

我国从 2007 年前后推行结直肠围术期试探性的 ERAS，2016 年，中华医学会肠外肠内营养学分会组建了国内第一个 ERAS 协作组，同时发布了我国第一个 ERAS 相关专家共识，标志着 ERAS 在我国的普及和成熟。

然而，要将 ERAS 引入支气管镜领域，是否需要创立一个新的名词加速康复支气管镜（ERAB），以区别于 ERAS，有待商榷。要做到 ERAB，笔者认为应从如下几个方面，如术前准备、术中操作、术后观察等多个环节，做好细致的工作。

8. 加速康复支气管镜的范畴

近年研究表明，ERAS 需通过多学科医护共同合作，才能达到缩短住院时间、减少并发症的发生、降低再入院风险、降低死亡率、降低医疗费用等目的，需贯穿患者整个手术治疗的前、中、后过程，做深入细致的调整，以使患者得到最佳的治疗策略。

（1）呼吸内镜医师是实施 ERAB 的关键，负责 ERAB 最重要的环节，即精准的内镜介入方案。要与科室相关人员认真讨论，共同制订好 ERAB 的临床路径，包括内镜术前宣教、评估、操作过程及可能出现并发症的处理。

(2) 麻醉科医师和护士应积极参与内镜术前评估和术前准备。选择合适的麻醉方法、药物及麻醉深度，术中实施呼吸道管理，保证有效的气体交换；预防性和多模式镇痛的实施；全程管理降低术后恶心和呕吐的发生；记录和评价 ERAB 方案效果。手术室护士职责是保障手术过程和流程的合理和通畅，缩短手术时间，从而实施优化手术配合 ERAB 流程。

(3) 配台护士：准备好各种术前、术中和术后用药及各种物品。调试好术中所用设备，备好术中所用各种耗材，并做好相应的记录。

(4) 病房护士：ERAB 方案的实施改变了护士的护理模式和内涵，更加注重患者的围手术期评估和康复，最为核心的工作是咨询教育、呼吸管路的护理、疼痛评估和康复指导，保证患者术后体位、生活护理和鼓励并督促患者尽快下地活动。

(5) 其他相关人员职责：营养师参与患者术前营养风险评估，围手术期营养干预，指导调整围手术期饮食；心理咨询师进行心理状况评估与干预，协助其他成员制订及执行术后康复计划；临床药师围绕 ERAB 的临床策略开展以患者为中心、以合理用药为核心的临床药学工作。对于合并心血管系统、糖代谢异常等疾病的高危患者。相关学科医师的职责在于术前高危因素患者教育、评估、准备及治疗，强化和指导围手术期管理，降低 ERAB 方案的失败率。

9. 加速康复支气管镜的实施

（1）术前准备

实施 ERAB 的措施，包括术前的宣教、饮食准备，术中麻醉方式和药物的选择、影像准备、凝血功能检测、血常规及血型鉴定、病毒性感染指标测定等。

术前宣教被认为是围术期不可或缺的一部分。内镜和麻醉医师不仅要通过合适的沟通方式缓解患者的焦虑情绪，还要为患者制定术前镇静、镇痛药物运行和饮食方案。根据 ERAB 的要求，禁食固体食物和禁饮时间分别缩短为 6 小时和 2 小时，并且在术前 2 小时口服 400ml 的碳水化合物，有助于减轻患者术前饥饿感，降低术中胰岛素抵抗，促进术后快速康复。

【心理治疗】

据观察，需行气管镜检查的患者92%有焦虑,86%有恐惧感,62% 有疑虑和悲观情绪。因此，加强气管镜检查患者的心理支持、心理咨询和疏导非常重要，应帮助患者提高对该项检查及自身情况的认知水平，并使其获得有效的配合和相关的医学知识，以减轻其心理负担，控制消极情绪，从而使其保持最佳的身心状态，减少不良反应的发生，提高检查质量。

①调整患者的心理状态：气管镜检查是一种创伤性检查，医护人员应主动向患者介绍检查的必要性和安全性，增强患者的自信心和耐受性。

②配合训练：在气管镜检查过程中对患者给予有目的的指导。如咽部喷雾麻醉时，待其吸气动作后迅速喷药 1 次，再教患者平静深呼吸。蒙上眼睛，避免患者直视长长的管子进入鼻腔而心里发怵。气管镜插入咽喉部时要进行深吸气，不要剧烈咳嗽。

③情感支持：在操作之前和患者谈其感兴趣的话题，运用安慰性语言进行指导，并鼓励患者克服暂时困难，减轻不必要的恐惧和紧张，积极配合医师完成检查和治疗。

④镇静药物干预：术前使用镇静剂可增加患者的舒适度，镇静同时可以使内镜医师的操作更为容易，患者更易配合。

有作者发现对观察组使用心理干预后，87% 的支气管镜检查者明显配合治疗，恐惧、焦虑得到有效缓解，耐受性提高，精神放松、镇定，顺利合作完成检查。而对照组只有 52 % 主动配合，观察组明显高于对照组。

（2）术前准备及用药

①术前患者均需空腹（禁食、禁水 4 ~ 6 小时）。必要时检查前建立输液通道，准备鼻导管吸氧，应用多功能心电血压监护仪进行无创血压、心电、呼吸、血氧饱和度监测。

②抑制气道分泌物的产生：既往术前皮下注射阿托品 0.5mg，现已不用，特别是有青光眼和前列腺肥大者慎用。

③镇静止咳药：对高度紧张、恐惧患者可肌肉注射地西泮 5 ~ 10mg 或苯巴比妥 100mg，无明显异常者可不予镇静药。咳嗽剧烈者给予复方桔梗片或可待因。

（3）麻醉

气管镜检查时喉和气管的麻醉是最关键的。

①局部麻醉法

局部麻醉药物作用时间较短，术中患者始终处于清醒状态，术中创伤轻，术后恢复快。局麻药的使用多由内镜医师实施。

【局部注射法】

常用经鼻孔和咽喉部注射 1% 的利多卡因 3 ～ 4 次，鼻甲肥大者可同时滴入麻黄素。当镜前端至声门、隆突及左右主支气管时各注入 2% 的利多卡因 2ml（个别病灶处追注 1 ～ 2ml）作黏膜表面麻醉，临床实践证明效果比较确切，麻醉作用可持续 30 分钟以上，不良反应少，这是目前临床最常用的方法。经支气管镜注入利多卡因时，应尽可能减少其用量，以避免心律失常等并发症。推荐最大剂量不超过 6 ～ 7mg·kg⁻¹。对于老年患者、肝功能或心功能损害的患者，使用时应适当减量。

为加强声门处的麻醉效果，笔者采用长麻醉管在声门及气管内喷淋给药（图 4），使声门及气管内麻醉较彻底，也避免了注药时引起的刺激性咳嗽和感染。在梨状隐窝的黏膜下有喉返神经的内支经过，将其局部麻醉，可产生声带以上喉的局部麻醉效果，在气管镜检查时是重要的麻醉部位。滴药法操作简单，局麻效果好，用药量少，是一种实用的局麻方法（视频 2 喷淋麻醉）。

视频 2 喷淋麻醉二维码

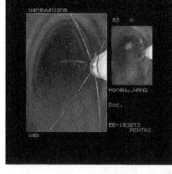 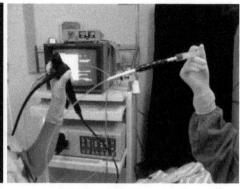

A. 气管内喷淋给药   B. 长麻醉管

图4 改进的局部麻醉方法（彩图见彩插3）

【雾化法】

将 2% 的利多卡因 10ml 经鼻面罩用压缩（或超声）雾化吸入（也有人使用支气管哮喘用的压力喷射型氧气雾化吸入器），当气管镜进入声门后再注射 2% 的利多卡因 4 ～ 8ml。该法操作简便，麻醉时间短，用量少，只需要 10ml 即可，省却了喷雾法多次喷雾的麻烦，并且麻醉药物弥散范围广，可深达气管、支气管表面，成功率高，检查时患者更易配合。

【环甲膜穿刺法】

患者取坐位，头稍后仰，保持正中位。用 20ml 无菌注射器抽取 2% 的利多卡因 20ml，换 9 号针头备用。常规消毒颈部皮肤和穿刺者左手大拇指、食指皮肤。甲状软骨与环状软骨之间正中线上的柔软处便是环甲膜，穿刺者以左手大拇指和食指固定该处皮肤，右手持注射器刺破皮肤，直接由环甲膜处插入气管内，回抽空气证实针头在气管内，注入 2% 的利多卡因 5ml；嘱患者将上躯干向左前移位，回抽空气证实针头在气管内，向左支气管内注入 2% 的利多卡因 5ml；嘱患者将上躯干向右后移位，回抽空气证实针头在气管内，向右支气管内注入 2% 的利多卡因 5ml，时间为 3 ～ 5 分钟。结果证实，环甲膜穿刺麻醉效果优于喉头喷雾法，达到有效麻醉时间及平均耗药量均显著低于喉头喷雾法，术中一般不需追加麻药，也避免了人为将上呼吸道细菌带入下呼吸道造成感染的危险。此法将 2% 的利多卡因直接注入气管内，无进行喉头喷雾时引起的恶心、呕吐。患者取坐位，根据支气管的正常解剖位置，便于药物弥散到两侧支气管，药物吸收速度快，麻醉时间短，用药量少，麻醉效果好，使患者在检查中安静，缩短了检查时间，减少了患者痛苦，麻醉医师受干扰少。环甲膜穿刺麻醉的不便之处在于穿刺会给患者带来顾虑和恐惧，并有环甲膜出血的风险，要求医护人员操作前要耐心向患者解释清楚，并做好动作配合。

麻醉效果判断：

优：声门开放良好，插管顺利，患者安静无咳嗽或偶有 1 ～ 2 声轻咳。

良：声门开放良好，插管顺利，气管镜进入气管后有轻度咳嗽（< 6 声）。

可：声门开放不良及有恶心反射，插镜不够顺利，镜体进入气管后有较明显的阵发性咳嗽（> 8 声），患者不安静，但无明显发绀及憋气。

差：声门不易开放或恶心，插镜不顺利，气管镜进入气管内有剧烈呛咳，患者躁动不安，并出现发绀及憋气。

②静脉监控麻醉（Monitored Anesthesia Care，MAC）

通过镇静、镇痛药物缓解患者的焦虑情绪及恐惧心理，减轻疼痛和其他伤害性刺激反应，改善患者术中舒适度并提高围手术期患者的安全性。需由专门的麻醉医师实施，确定术中用药的种类、药量用药方式和给药速度，决定术中麻醉质量、术后恢复时间。现多采用丙泊酚、瑞芬太尼、右美托咪定等起效迅速、代谢快且呼吸抑制小的药物。围手术期精准用药辅助局麻药，可在患者手术停止 5 分钟后恢复神智，直接返回病房，缩短患者的康复时间。过度镇静、快速给药和缺乏警惕会导致患者出现呼吸抑制暂停，这是 MAC 患者发生严重并发症的主要原因。因此，术中需合理给药、调整给药速度，时刻观察手术操作及患者的生命体征，确保上呼吸道通畅，防止呼吸系统并发症的发生。

【镇静药】

咪达唑仑是一种镇静催眠药，具有抗焦虑作用，可使患者镇静，注意力降低、遗忘检查过程，但同时具有语言交流能力和合作能力，从而提高患者耐受性，降低应激反应。

【镇痛药】

芬太尼具有强效镇痛、呼吸抑制弱、起效快、维持时间短、半衰期短等特点，能降低伤害性刺激的应激反应，增加对呼吸道操作的耐受性。

方法：在充分表面局麻的基础上，联合静脉神经安定镇痛药（需有麻醉师参与），需根据患者神志、呼吸、血压等情况个体化给药，同时给予面罩高流量吸氧。

优点：快速睡眠，术中无痛，过程遗忘，麻醉师辅助，操作安全。价格适中。

缺点：程序复杂，术中易醒。抑制呼吸，心率过缓，血压降低，需严密监测。需麻醉师全程参与。

③全凭静脉麻醉

全凭静脉麻醉法需要气管插管、喉罩或硬质气管镜来建立人工气道，给患者实施机械通气。常用于复杂、疑难或危重气道内病变的处理，如各种原因引起的严重气道狭窄、气道内肿瘤的冷冻或烧灼治疗、难取的异物、大量分泌物所致的急性呼吸衰竭、意识障碍或精神极度紧张不能自控、气管支架置入术、硬质镜操作等。

优点：

· 患者完全处于睡眠状态，术中无任何不适，亦无焦虑；

· 操作在患者不动状态下进行，符合伦理要求；

· 遗忘不良记忆；

· 避免过度应激反应所致的并发症。

缺点：

· 必须有麻醉医师参与，需配备麻醉机或高频通气呼吸机；

· 麻醉师与内镜医师共用气道，需相互兼顾，对麻醉医师和麻醉设备要求高；

·密切观察病情，在保证患者安全、舒适情况下进行操作。用药量准确，既要麻醉制动，又要避免用药量过大产生呼吸抑制等并发症；

·增加费用麻醉药、呼吸机及监测费用占手术费用的一大部分，需事先与家属沟通好。

【麻醉方法】

患者自主体位。诱导前吸入纯氧 5 分钟。诱导时静注给予依托米酯 $0.2 \sim 0.3 mg \cdot kg^{-1}$、瑞芬太尼 $0.4 \sim 0.6 \mu g \cdot kg^{-1}$、罗库溴铵 $0.3 mg \cdot kg^{-1}$，待罗库溴铵起效、下颌肌肉松弛后垫肩，即可插入硬质气管镜或喉罩或气管插管。治疗中维持药物为异丙酚 $4 \sim 6 mg \cdot kg^{-1} \cdot h^{-1}$，瑞芬太尼 $0.2 \sim 0.3 \mu g \cdot kg^{-1} \cdot min^{-1}$。术中间断追加舒芬太尼。治疗结束前 30 分钟，静脉给予地塞米松 10mg 或甲泼尼龙 80mg。停止操作前 5 分钟停药，必要时应用拮抗药，让患者苏醒，恢复自主呼吸状态，并在 5 分钟左右拔出硬质镜，吸净口腔内的分泌物，待患者稳定后送回普通病房。术后与病房医师交班，说明术中情况和术后可能并发症及注意事项。

罗库溴铵和维库溴铵都是中时效的非去极化肌松药，具有该类药物所有的药理作用特性（箭毒样作用）。通过与运动终板处 N 型乙酰胆碱受体竞争性结合产生作用。其作用可被乙酰胆碱酯酶抑制剂如新斯的明、依酚氯铵和溴吡斯的明所拮抗。几乎所有患者均可获得合适的气管插管（包括硬质镜）条件，适合各类手术。罗库溴铵较维库溴铵起效快，作用时间短，可控性更强，尤其适合全凭静脉麻醉的诱导给药。

（4）术中操作

呼吸内镜医师能否熟练应用各种仪器设备，对 ERAB 有决定性的作用。根据目的不同，支气管检查可分为诊断和治疗两种。以前，支气管检查只是为了搞清病因，现在，在查明原因的同时，可能同步进行治疗。因此，备齐各种诊疗设备，熟练操作这些设备，对 ERAB 也有非常重要的作用。呼吸内镜下有许多技术和设备，如活检钳、氩气刀、冷冻仪、光动力治疗仪、内支架，每一种技术和设备都有特殊的要求，需熟练掌握。如热消融热备，术前需连好电极、调整好能量功率，激光需准备好光导纤维和调整好激光能量，支架需选好型号等。需根据不同的技术和设备，制定个体化的 ERAB 方案。

术中呼吸内镜医师和助手间的配合默契程度，对手术进程也有重要作用。

（5）术后康复

ERAB 术后处理强调"早发现、早处理"并发症。对全凭静脉麻醉的患者，如情况允许，尽早拔出气管插管或硬质镜，术后宜采取半卧位，不要去枕平卧位。术后 2 ～ 3 小时可下床活动和经口进食。

10. 加速康复外科的展望

ERAS 的普及和发展，体现现代精准医疗与循证医学的发展方向。经过 20 余年的不懈努力，ERAS 方案日趋成熟，出版了多个国际化指南，并扩展到多个学科。但遗憾的是，国内外呼吸内镜领域仍属空白。最近几年，国内几个大的呼吸内镜中心也在积极引用这些理念，但尚未形成 ERAB 体系。

未来 ERAB 必将引领呼吸内镜的发展方向。实际上，这些工作我们都在做，各种指南或共识也在制定中，但如何形成一个完整的 ERAB 体系，需要我们呼吸内镜医师、麻醉医师、手术室护士和病房护士、患者及其家属共同努力，以促进提高患者生存质量、改善患者预后、减少并发症、降低住院费用为目的的 ERAB 体系的建立，期望通过多学科资源整合，促进 ERAB 在呼吸内镜领域形成和发展。目前倡导多学科协同诊疗模式，以患者为中心，依托多学科团队，制定规范化、个体化、连续性的综合诊疗方案，麻醉科医师积极主动参与，对现代医学 ERAB 的实施有着重要的意义。

参考文献

1. Kehlet H, Wilmore D W. Multimodal strategies to improve surgical outcome.Am J Surg, 2002, 183 (6)：630-641.

2. Nelson G, Altman A D, Nick A, et al.Guidelines for pre- and intra-operative

care in gynecologic/oncology surgery: Enhanced Recovery After Surgery（ERAS®）Society recommendations-Part I.Gynecol Oncol，2016，140（2）：313-322.

3. Nelson G，Altman A D，Nick A，et al.Guidelines for postoperative care in gynecologic/oncology surgery：Enhanced Recovery After Surgery（ERAS®）Society recommendations--Part II.Gynecol Oncol，2016，140（2）：323-332.

4. de Groot J J，Maessen J M，Slangen B F，et al. A stepped strategy that aims at the nationwide implementation of the Enhanced Recovery After Surgery programme in major gynaecological surgery: study protocol of a cluster randomised controlled trial. Implement Sci，2015，10:106.

5. 黄文起，黄宇光．多学科合力促进加速康复外科的发展．广东医学，2016，37（18）：2689-2691.

6. 江志伟，李宁，黎介寿．快速康复外科的概念及临床意义．中国实用外科杂志，2007，27（2）：131-133.

7. Watt D G，McSorley S T，Horgan P G，et al. Enhanced Recovery After Surgery: Which Components，If Any，Impact on The Systemic Inflammatory Response Following Colorectal Surgery? A Systematic Review.Medicine（Baltimore），2015，94（36）：e1286.

8. Sammour T，Zargar-Shoshtari K，Bhat A，et al. A programme of Enhanced Recovery After Surgery（ERAS）is a cost-effective intervention in elective colonic surgery.N Z Med J，2010，123（1319）：61-70.

9. Zejun N，Wei F，Lin L，et al. Improvement of recovery parameters using patient-controlled epidural analgesia for video-assisted thoracoscopic surgery lobectomy

in enhanced recovery after surgery: A prospective, randomized single center study. Thorac Cancer, 2018, 9 (9): 1174-1179.

10. Kang S H, Lee Y, Min S H, et al. Multimodal Enhanced Recovery After Surgery (ERAS) Program is the Optimal Perioperative Care in Patients Undergoing Totally Laparoscopic Distal Gastrectomy for Gastric Cancer: A Prospective, Randomized, Clinical Trial.Ann Surg Oncol, 2018, 25 (11): 3231-3238.

11. 中华医学会肠外肠内营养学分会加速康复外科协作组. 结直肠手术应用加速康复外科中国专家共识（2015 版）. 中国实用外科杂志, 2015, 35 (8): 841-843.

12. Smith I, Kranke P, Murat I, et al. Perioperative fasting in adults and children: guidelines from the European Society of Anaesthesiology.Eur J Anaesthesiol, 2011, 28 (8): 556-569.

《恶性中心气道狭窄经支气管镜介入诊疗专家共识》解读

《恶性中心气道狭窄经支气管镜介入诊疗专家共识》由北京健康促进会呼吸及肿瘤介入诊疗联盟组织，由金发光、李时悦、王洪武等 20 余位专家共同撰写。共识发表以来，受到广泛好评，对规范恶性气道肿瘤的诊治起到了积极的推动作用。

恶性中心气道狭窄是指气管、隆突、左右主支气管及中间段支气管因原发或转移的恶性肿瘤引起的气道狭窄，可导致患者在临床上出现不同程度的呼吸困难或窒息死亡。随着介入呼吸病学技术的快速发展，经呼吸内镜介入已成为恶性中心气道狭窄诊疗的主要手段之一。

11. 恶性中心气道狭窄的病因

恶性中心气道狭窄的常见病因为气管原发恶性肿瘤和转移性

恶性肿瘤。原发性气道肿瘤依次为鳞癌、腺样囊性癌、类癌、黏液表皮样癌及腺癌。转移性肿瘤可来自全身各处，气道远端病灶累及近端，或食管、纵隔、甲状腺、胸腺等肿瘤累及气管或压迫气管。最易转移至中心气道的肿瘤包括上呼吸道肿瘤、消化道肿瘤、乳腺癌、肾细胞癌、转移性黑色素瘤及淋巴瘤等。

12. 恶性中心气道狭窄的分类和分级

通常根据肿瘤与管壁的关系分为 4 种类型：管内型、管壁型、腔外型和混合型。

恶性气道狭窄严重程度的分级与 Myer Cotton 的分级不同，分为 5 级（表 3）。

表 3 中心气道狭窄的严重程度分级

分级	狭窄程度（%）
1	≤ 25
2	26 ～ 50
3	51 ～ 75
4	76 ～ 90
5	91 ～ 100

一般认为 1 级为轻度狭窄，可有轻度咳嗽等症状；2 级、3 级为中度狭窄，可有咳嗽、气短等症状；4 级、5 级为重度狭窄，则有严重呼吸困难，可出现三凹征、发绀，甚至窒息死亡。呼吸

困难的程度主要取决于狭窄气道的直径大小。一般情况下，当肿瘤堵塞或压迫引起气管狭窄程度＞50％时，患者会出现明显的呼吸困难。

13. 中央型气道的八分区方法对恶性中心气道狭窄的分区和定位

通过大数据分析，发现中心气道不同的分区，肿瘤有不同的好发部位。笔者等提出的中央型气道的八分区方法，发现Ⅰ区最常见的肿瘤是鳞癌和甲状腺癌，Ⅱ区、Ⅲ区主要是鳞癌、腺样囊性癌和食管癌，Ⅳ区、Ⅴ区是鳞癌和腺样囊性癌，Ⅵ区是鳞癌和黏液表皮样癌，Ⅶ区是鳞癌、食管癌、腺样囊性癌和黏液表皮样癌，Ⅷ区是腺癌、食管癌和黏液表皮样癌。

14. 恶性中心气道狭窄的诊断方法

恶性中心气道狭窄因为临床征象及症状不具有特异性，易被误诊或漏诊，因而对可疑恶性气道狭窄的诊断应引起高度重视，同时要排除引起喘息的其他疾病，尤其是哮喘、结核及其他良性气道狭窄。诊断时应进行详细的病史采集、体格检查、影像学检查、支气管镜、肺功能及肿瘤标志物等检测做出综合分析。

刺激性干咳和进行性呼吸困难，有时可有痰中带血或咯血是中心性气道恶性肿瘤的特征性表现。体检时发现特征性的鼾音或哮鸣音对诊断也有重要帮助，但这往往是晚期表现。

普通的胸部 X 线片检查对诊断恶性气道狭窄的价值有限。胸部 CT 是诊断恶性中心气道狭窄的重要方法，尤其是多排螺旋 CT 可以重建三维立体图像，建立虚拟气管、支气管图像，可以明确判断病变程度、形态、侵犯深度及其与周围血管的关系，特别是对远端气道的通畅情况及远端肺组织实变和是否存在病变提供依据。

支气管镜检查是诊断恶性中心气道狭窄的金标准。支气管镜不仅可用于中央型气道病变的诊断，亦可用于超声支气管镜引导透壁针吸活检对气道周围病变进行诊断，并可判断管壁的受累程度和气管软骨损坏的程度。导航支气管镜可用于周围肺病变的诊断。

普通肺功能检查对中央型气道狭窄的判断意义有限。狭窄轻时，FEV1 等改变不明显。当气道狭窄直径 ≤ 6mm 时，FEV1、PEF、MVV 均明显下降。与 FEV1 相比，PEF 和 MVV 诊断气道狭窄的敏感性更高。但当气道狭窄直径 ≤ 4mm 时，往往不能配合肺功能检查。

肺活量测定和流量 – 容量环（FVL）分析对于上气道梗阻有重要意义。上气道梗阻部位的不同，其流量 – 容量曲线也有相应的变化。中心气道狭窄通常可见以下类型变化：胸内可变型、胸外可变型、固定型及单侧主气管不完全阻塞。因此，术前肺功能检查有助于预估气道狭窄的位置。也可采用脉冲震荡肺功能法进行测定，根据相应的指标进行判断狭窄的位置及程度。

15. 恶性中心气道狭窄的支气管镜介入治疗方法

恶性中心气道狭窄早期无症状或症状轻微，往往可被忽视，一旦出现呼吸困难加重，狭窄就会很重，给治疗带来一定的风险和困难。恶性气道狭窄治疗包括外科手术治疗和经支气管镜引导下的介入治疗。对局限于 1 个区的病变，可有手术指征，而超过 2 个区的大多无手术指征，需行支气管镜介入治疗。

目前经支气管镜介入治疗恶性中心气道狭窄的方法主要是通过热消融（激光、电刀、氩气刀），冷消融（冻融或冻切），机械性切除（硬质镜铲除术），气道扩张（支架置入或硬质镜扩张）技术，光动力治疗（PDT）和近距离放疗等，这些技术可以起到快速达到通畅气道、改善通气和防止窒息的作用。

（1）消融技术：通过热消融或冷消融使肿瘤组织坏死、碳化，甚至汽化，达到祛除病灶的目的。主要包括热消融和冷消融。热消融指微波、激光、高频电刀（电烧或电切）、氩等离子体凝固（APC）的方法，使组织加热、坏死、汽化，从而达到减少组织体积的方法；冷消融是指通过冻融或冻切的方式使组织破坏、坏死或经冻切方式祛除肿瘤病灶。

（2）机械性切除术通过硬质镜、光镜的前端直接切除肿瘤或部分肿瘤，或通过硬质镜下较大的活检钳直接钳取肿瘤，以达到快速通畅气道的目的。

（3）气道扩张技术：主要有 3 种扩张气道的方法，包括高压球囊扩张、硬质支气管镜体的机械扩张和支架置入。

高压球囊扩张术在临床上主要用于良性气道狭窄，但对于部分恶性气道狭窄的患者，尤其是外压和管壁软骨受损的患者可以使用。硬质支气管镜本身可以用于气道扩张。当硬质镜通过狭窄部位后，留置数分钟以便充分扩张，其优点是在整个操作过程中允许患者通气。此外，在操作过程中，可利用硬质支气管镜的镜身铲除管腔内的部分肿瘤。

支架置入术可起到持续扩张气道的作用，对恶性气道狭窄也有重要的治疗价值。中央型气道的八分区方法对选择气道支架的形状有重要指导意义。对Ⅰ区、Ⅵ区、Ⅷ区病变适合放置直筒型支架，而对隆突附近的Ⅱ区、Ⅲ区、Ⅳ区、Ⅴ区、Ⅶ区则适合放置分叉形支架（L形或Y形）。到底是选择金属支架还是硅酮支架，目前尚缺乏循证医学证据，两者在疗效上无明显差别，但在并发症上有所不同。支架本身对肿瘤有挤压作用，可引起局部肿瘤坏死，若再结合放疗等，可起到积极的治疗作用，事后也有可能将支架取出。

（4）近距离放射治疗

腔内近距离放疗通常有两种方法：一种为腔内后装放疗，就是先将盛有同位素的施源器或导源管送到合适的病变部位，经X线核实位置，再经治疗计划系统计算及优化剂量分布，获得满意结果后进行治疗。治疗结束后，放射源可自动回到储源器内。后装近距离放射治疗的优点是患者可得到精确的治疗，且医务人员隔室遥控操作，非常安全。腔内近距离放疗一般与外放疗或与腔内消融治疗结合应用。

还有一种为放射性粒子植入，通常是将放射性粒子捆绑在内支架上，既可以对狭窄的气管起支撑作用，又可以对肿瘤进行近距离放疗，控制肿瘤的进一步生长。但目前尚缺乏治疗剂量计划，很难确定放多少颗粒子和如何布阵。亦可在支气管镜直视下将 ^{125}I 粒子直接植入到无法手术切除的大气管肿瘤、气道周围转移的淋巴结或肿瘤，以解除大气管内肿瘤所致的气道堵塞和阻塞性肺炎等临床症状。

（5）局部药物治疗

气管腔内局部药物注射：对明确为恶性气管内肿瘤者，可配合冷冻、热疗，瘤体内注射化疗药物，起到协同治疗作用。

腔内注射常用的药物有化疗药物（顺铂、丝裂霉素、表柔比星）、无水酒精、白介素 -2（IL-2）、基因药物（目前用于临床的药物有重组人 p53 腺病毒注射液，商品名"今又生"）等。近年来重组人 p53 腺病毒对中晚期头颈部鳞癌、肺癌采用瘤内注射方式给药，取得非常好的疗效。

（6）光动力治疗（PDT）

PDT 是先将光敏剂注入人体，光敏剂在进入机体后，会特异性地聚集于肿瘤部位并于肿瘤细胞结合，当用特定波长的激光照射后，会产生光化学反应（称为光敏反应），由此产生的光毒性物质，会破坏肿瘤细胞和血管，从而抑制肿瘤生长。PDT 疗法对早期气管 - 支气管癌可达根治效果，对晚期肿瘤则发挥姑息治疗手段。对于气管腔内较大的肿瘤光动力治疗前，可采用消融治疗驱除病灶，减少病灶厚度，再行 PDT，常可提高疗效。

16. 恶性中心气道狭窄介入治疗规范与原则

恶性中心气道狭窄介入治疗是一项复杂的技术，应从以下 6 个方面严格执行规范和原则，确保介入手术顺利和患者的安全。

（1）选择患者的原则

对于不能外科手术或者拒绝手术的原发恶性肿瘤或转移恶性肿瘤导致的中心气道狭窄患者可选择支气管镜介入手术。同时对患者狭窄远端气管、支气管和肺组织功能应进行评价，如果病变远端支气管和肺组织功能丧失，应该放弃介入治疗。

（2）选择急诊或择期治疗的原则

根据狭窄的部位、程度及呼吸困难的程度，决定急诊或择期手术。对于气管、隆突、左右主支气管严重狭窄、一侧支气管狭窄而对侧肺脏切除或肺功能明显障碍或肺不张等严重呼吸困难而随时危及生命的患者应选择急诊手术。而对于其他各种类型的轻度、中度狭窄，不会在短期内危及生命的患者可选择择期手术。

（3）选择麻醉和通气方式的原则

①全凭静脉麻醉法：设计腔内介入治疗手术方案时，首先要考虑如何保障气道的通畅和氧合。对于严重气道狭窄患者，最好采取全凭静脉麻醉，并建立人工气道和进行机械通气。全麻下首选硬质镜，如无硬质镜，亦可选用气管插管或喉罩。全麻＋硬质

支气管镜联合软质支气管镜＋开放通气，这对严重的气道狭窄患者来说是安全的治疗方式。用硬质气管镜时最好选用常频喷射通气（20～40 次 / 分），有助于 CO_2 的排出；用麻醉机或呼吸机时，需监测呼气末 CO_2 浓度。

②静脉监控麻醉（MAC）：指麻醉医师参与麻醉患者的监测和（或）对接受支气管镜操作的患者使用镇静、镇痛药物，以缓解患者焦虑及恐惧情绪，减轻疼痛和其他伤害性刺激，提高围手术期的安全性和舒适性。常用于无痛支气管镜。

③局部麻醉：对于健康状况良好、气管轻度阻塞或单侧支气管阻塞病变，局麻下可在短时间内完成手术。

（4）选择整合治疗的原则

根据腔内病变的血供情况，富血管者，行支气管镜术前先给予动脉栓塞治疗，以减少术中出血。有肿瘤残留者，术后再行后续治疗，如放疗、PDT、分子靶向药物或免疫治疗等。

（5）选择软、硬支气管镜单用或联合使用原则

根据病变性质、大小、部位、呼吸困难情况的不同，以及内镜操作者的经验不同而选择软质或硬质镜。如果病情疑难危重，首选硬质支气管镜或气管插管，再进行一些特殊操作。

（6）介入治疗方法选择的原则

对于恶性气道狭窄介入治疗方法的选择最好是根据狭窄的类型去决定。

①对管内型肿瘤，首选电圈套器或冻取等方法，尽快将大块

肿瘤取出，再结合热消融、冻融、PDT 等处理残留肿瘤。不可在管内肿瘤植入放射性粒子，否则，粒子脱落后易造成环境污染。

②对管壁型肿瘤，首选硬镜铲切、冷冻、热消融、PDT 等方法，亦可在管壁上植入放射性粒子。

③对外压性狭窄，首选带膜金属支架或硅酮支架，必要时可在管外植入放射性粒子或结合放疗、化疗，不仅可阻止肿瘤再生，而且可对抗肿块的压迫效应。

④对混合性肿瘤，内镜下可采用削瘤术（用铲切、冻取、热消融等）去除部分管腔内病灶，必要时植入放射性粒子支架，或在管壁上或在管壁外肿瘤内植入放射性粒子。

参考文献

1. Ernst A，Feller-Kopman D，Becker H D，et al. Central airway obstruction.Am J Respir Crit Care Med，2004，169（12）：1278-1297.

2. 李强 . 介入肺脏病学及其用于呼吸系统疾病诊治临床现状 . 中国实用内科杂志，2013，33（2）：98-101.

3. 金发光，李王平 . 中心气道狭窄的诊断及介入治疗 . 医学与哲学，2008，29（22）：7-9.

4. 王洪武，张楠，李冬妹，等 . 中央型气道恶性肿瘤 881 例分析 . 中华结核和呼吸杂志，2014，37（2）：148-149.

5. 王洪武 . 恶性原发性中央型气道肿瘤新的分型和支气管镜新的诊断方法探讨 . 中华临床医师杂志（电子版），2013，21：9423-9426.

6. 王洪武 . 中央型气道新的八分区方法和恶性气道肿瘤的治疗策略 . 临床荟萃，2016，31（11）：1167-1169.

7. 王洪武 . 电子支气管镜的临床应用 . 北京：中国医药科技出版社，2009:148-167.

8. 王广发 . 中心气道狭窄的介入治疗 . 中华结核和呼吸杂志，2003，26（7）：388-391.

9. 王洪武，张楠，李冬妹，等 . 恶性复杂中央气道病变的气管镜介入治疗 . 中国肺癌杂志，2016，19（12）：854-858.

10. 10. 王洪武，李冬妹，张楠，等 . 硬质气管镜治疗 810 例次呼吸道病变的疗效分析 . 中华结核和呼吸杂志，2013，36（8）：626-627.

11. Moghissi K，Dixon K. Is bronchoscopic photodynamic therapy a therapeutic option in lung cancer?Eur Respir J，2003，22（3）：535-541.

12. 周云芝，王洪武，邹珩，等 . 氩气刀联合光动力学疗法治疗恶性气道狭窄 18 例 . 中国肿瘤，2008，17（11）：973-975.

《继发性气道－消化道瘘介入诊治专家共识》解读

　　《继发性气道－消化道瘘介入诊治专家共识》（以下简称《共识》）由笔者与柯明耀、李闻等 38 位国内多学科专家经过多次讨论修改达成，是国际上第一个关于继发性气道－消化道瘘介入诊治专家共识。自国内核心期刊及 SCI 发表以来，在业内引起广泛关注，认为此共识对规范气道－消化道瘘的诊治将起到积极的作用。为促进此共识的推广，笔者也在国内外多种场合介绍过此共识的要点。

　　由于各种原因造成气道管壁的完整性受到破坏，管壁上出现瘘口时即称为气道壁瘘。可分为先天性和继发性两种。近年来各种支气管镜、胃镜下封闭瘘口技术的成功开展，在改善此类患者生存质量、延长生存期的姑息治疗中具有重要、积极的作用。但目前继发性气道－消化道瘘的临床循证医学数据非常有限，主要来自个案报道或系列病例研究，所以缺乏临床诊疗指南。专家委员会深入分析了各种方法的利弊，以患者为先，制定个体化治疗方案。

17. 诊断方法

《共识》中对传统的诊断方法进行了认真分析，强调继发性气道－消化道瘘特征性的症状为吞咽后出现阵发性呛咳，咳出食物残渣并伴随着持续加重的吞咽困难和呼吸困难。

影像学检查是确诊有无瘘的重要方法。食管 X 线造影有重要价值，应选用 40% 的泛影葡胺为造影剂（碘水对比），造影时用手压迫上腹部进行摄片，可提高诊断率，但对食管气道瘘者不作为首选检查，特别是瘘口较大时造影需谨慎，在患者吞咽造影剂时存在严重误吸可能。由于造影剂误入气道易引起剧烈呛咳，造影时难以对瘘管位置、形状、长短、直径等进行准确评估。造影有时也难以显示细小瘘管。禁用硫酸钡造影，以防钡剂通过瘘口进入肺部形成顽固性异物沉积性肺炎。

为避免患者吞咽带进大量细菌和剧烈呛咳所致图像模糊，推荐经口腔食管或胃管造影，影像学监测下见导管插至预定瘘口部位，在可疑食管瘘口经导管注射 40% 的碘水造影剂 3ml 左右，可疑胃瘘口经导管注射 5ml 左右造影剂造影，能够避免大量吞咽的误咽呛咳，能够获得较为清晰的图像。

CT 或 MRI 亦是对气道－消化道瘘诊断的敏感方法，能较好细致的观察气道、食管、胸腔、纵隔和胃部病变，对于评估疾病程度和肺炎等非常有帮助，并且有助于明确瘘口与周围组织的关系，有助于后续支架置入类型和方式的选择。另外，对于需要气管支架患者来说，利用 CT 重建图像有助于准确测量气道径线、瘘口与隆突或声门间的距离，便于确定最佳的支架规格。

支气管镜检查：一般可以直接见到瘘口，确认瘘口在气管或支气管内的位置；当气道内存在分泌物时，应先吸净分泌物后再仔细观察，这样比较容易见到瘘口。如果瘘口很小，有时不易发现，口服亚甲蓝后再行支气管镜检查有助于发现瘘口，通过动态观察气道壁是否有气泡溢出也有助于判断小瘘口的存在。

胃镜：也是重要确诊手段之一，可以直视瘘口，或观察到瘘口冒气泡，需要结合食管造影等来证实瘘口的存在。胃镜检查可帮助观察瘘口周围黏膜和胃壁的情况，必要时可进行活检以确诊疾病病因，并可帮助制定治疗措施。胃镜还可以在气道内置入支架封堵瘘口后观察瘘口的愈合变化。

18. 治疗方法

（1）手术治疗：只对部分良性继发性气道 - 消化道瘘患者有效，但对恶性继发性气道 - 消化道瘘患者一般为肿瘤晚期，身体状况差，基本不适合手术治疗。

（2）介入治疗：经支气管镜、胃镜及影像引导下的介入治疗是不适合手术的继发性气道 - 消化道瘘的主要治疗手段，可在很大程度上减轻患者的症状，改善生存质量。介入治疗目前最常用的为气道和（或）消化道支架的置入，以及镜下药物注射、烧灼、金属夹等。

气道支架：既往只在消化道支架无效时才选用气道支架，现在经过多年的临床实践，认为呼吸道支架应为首选，某些特殊情况才会选用或合用消化道支架。封堵瘘口既可选择气道覆膜金属支架也可选择硅酮支架，均能有效减少消化道分泌物流入气道，减少气道内气体流入消化道，改善患者的生活质量。《共识》特别强调中央型气道的八分区方法对指导气道支架的个体化设计有重要价值。瘘口距离隆突较近时（如Ⅱ区、Ⅲ区、Ⅳ区、Ⅴ区、Ⅶ区）可设计成分叉形支架（Y 形或 L 形）；瘘口病变管腔上下无足够的固位点时（如Ⅳ区、Ⅷ区），应定制分叉型支架。术后复查胸片观察支架位置、有无气胸、纵隔气肿等，并于术后定期行气管镜检查，动态监测支架变化情况，及时处理并发症。

食管支架：两端带蘑菇头的食管支架术后易造成再次瘘，若没有食管狭窄，也易移位，因此要严格掌握食管支架置入的适应证。只有在特殊部位的瘘口（Ⅵ区或Ⅷ区）或有明显食道狭窄时，才会选用食道支架。若气道和食道两侧需同时放置支架时，应先放气道支架，后放食管支架。但若两侧同时放置支架时，术后有发生大出血的可能性，需特别慎重。

【不同气道－消化道瘘置入支架的选择】

①食管气管瘘（ERF）

A. 单用食管支架：当患者存在食管狭窄，无或并存轻微气道狭窄，亦可选择单用食管支架。对于食管并无明显狭窄 ERF 患者（如晚期肺癌导致 ERF），单独放置食管覆膜支架移位率较高，可考虑食管金属裸支架联合覆膜金属支架置入的方式，前者起到固定作用，后者起到封堵瘘口的作用。早期观点认为食管支架只适用于距门齿 21cm 以下的 ERF，因食管上段为横纹肌且位置高，支架置入后易引起患者疼痛和异物感较为突出。但随着覆膜金属支架工艺改进，以及消化内镜技术的提高，食管上段 ERF 也可通过支架置入进行治疗。国内有研究认为，支架上缘不超过食管颈段第一个生理性狭窄上缘的高位瘘仍为适应证，远期疗效满意，并发症并未增多。

食管金属支架一般不适用于胸腔胃瘘和大部分吻合口瘘（蘑菇状覆膜内支架）。

B. 单用气道支架：位于颈部上段食管的 ERF，经胃镜和影像学检查等评估后确实无法放置食管支架的，可考虑气道支架置入。瘘口远端食管管腔完全阻塞者，如不能顺利插入导丝至胃腔，则无法置入食管支架。食管支架置入容易导致食管破裂的患者。存在中 - 重度气道狭窄，且不存在或存在轻度食管狭窄，置入气道内支架既可解除狭窄，又可封堵瘘口。

C. 联合置入气道支架：食管支架置入后效果欠佳。有研究显示，在食管多枚支架置入后仍未完全封闭瘘口，此时可考虑置入气管支架，如有必要可取出食管支架。涉及食管和中央型气道的中 - 重度狭窄时，由于插入单个支架可能不足以缓解症状，可考虑食管和气管支架联合置入的方式解除食管和气道的狭窄。食管支架容易移位者通过置入气道支架，气道支架与食管支架相互作用使食管支架不易移动，但增加出血风险。

②气道 – 胸腔胃瘘：如果瘘口位于宽大的胃体，从食管 – 胃途径置入支架不能封堵瘘口，只能单用气道支架封堵瘘口，多数情况下需要用分叉型气道支架。但若发生于管状胃，还可用食管支架封堵。

③食管吻合口 – 气道瘘：应首先置入气道支架，必要时可特制食管覆膜支架。由于食管吻合口位置特殊，置入的消化道支架难以完全封堵瘘口，只能减少消化道内的食物及分泌物流入气道。

（3）内科保守治疗

一般情况较差不能耐受手术的继发性气道 – 消化道瘘，内科保守治疗是基本的治疗措施，包括使用抗生素控制肺部感染、静脉高营养、空肠造瘘、提高免疫力等支持治疗，化痰、适当止咳等对症治疗。此外，对于气道 – 胸腔胃瘘、食管吻合口 – 气道瘘患者，除禁食外，还需留置胃管，进行胃肠减压，以减少酸性胃液流入气道。主要的治疗方案有：①抗感染：一旦发生继发性气道 – 消化道瘘后往往预后不良，大多数患者于 1 个月内死于呼吸道感染和营养不良。国内有研究报道 ERF 患者下呼吸道病原学培养以革兰阴性菌和真菌为主，分别占 64.7% 和 25.5%，其中以铜绿假单胞菌最为常见，这可能与反复使用抗生素及患者免疫功能低下有关；②营养支持：ERF 患者由于无法经口进食，以及感染所致应激及炎症反应，患者常出现严重的营养不良。营养不良一方面导致瘘口延迟愈合或无法愈合，同时也导致临床并发症显著增加。因此，肿瘤科和营养专家也给出了积极有效的营养支持方案。

19. 疗效评价

目前国内外尚无统一的气道瘘疗效判断标准，从临床效果上看，笔者制定的判断标准实用、可行。支架置入能否成功封堵瘘口，与支架的个体化设计关系紧密。只有根据瘘口的位置、性质及病变区域气道、食管的特点设计出的个体化支架，才能最大限度地封堵瘘口，控制感染，恢复患者进食。

硅酮支架具有不易损坏、治疗维持时间较长、封堵效果可靠且堵瘘效果受咳嗽影响小等优点。在支架与瘘口周围管壁良好贴合的前提下，硅酮支架甚至可以获得较金属支架更满意的封堵效果、较长的封堵时间。硅酮支架需根据瘘口的位置作适当处理。对气道膜部的气道瘘可直接放置硅酮支架，但对发生于气道侧壁的瘘口，放置支架前需去除支架侧壁的钉突，以免影响封堵效果。

尽管如此，硅酮支架由于受到适形性较差且有防滑钉、部分病例支架无法贴紧瘘口周围管壁、置入困难且放置中存在使瘘口扩大的危险、对操作者技术要求较高等因素的限制。在以下情况不宜采用硅酮支架治疗气道－胸腔胃瘘，包括因适形性较差或直径限制，支架壁与瘘口周围管壁贴合不良者；相应型号的硬质镜插入困难或未能插到瘘口远端者。

（1）并发症

继发性气道－消化道瘘各类支架置入的早期和远期并发症情况，目前循证医学数据多来自于个案或回顾性病例报道。

《共识》对置入气管支架的并发症进入了深入分析。金属支架置入的主要并发症有咳嗽、痰液潴留、瘘口堵塞不严、支架移位或脱出、支架两端肉芽组织增生、口臭、金属疲劳、支架断裂、呼吸道感染、气管－支气管壁穿孔、大出血等。

硅酮支架置入的主要并发症有咳嗽、分泌物潴留、瘘口堵塞不严、肉芽组织增生、肺部感染等，这些并发症是非致死性，且可处理。

食管支架与操作相关的并发症发生率为 0 ～ 27%，死亡率为 0 ～ 12%；并发症包括瘘口再开放，肿瘤组织生长或食物导致支架堵塞，支架移位、支架覆膜破坏，以及疼痛、吞咽困难、异物感、出血和肺炎等。

（2）术后管理及随访

无论气道或食道支架，术后均应严格管理及定期随访。一般术后 1 周内至少复查一次内镜，如有并发症随时处理。

气道支架术后 2 周内易有分泌物潴留，每天应至少 4 ～ 6 次超声雾化吸入碱性液体，结合静脉补液，湿化痰液，使痰液易于咳出，并每周复查一次支气管镜。1个月后易出现肉芽肿，3个月内应每个月复查一次支气管镜。半年后有些金属覆膜支架会出现膜破裂，相应会再次出现呛咳症状，需及时更换支架。

食管支架早期易移位，需严密观察，及时调整支架的位置。3个月后支架两端易出现肉芽肿，需及时处理，处理方法为：

①内镜下药物注射：瘘口周围可注射硬化剂、干细胞等，亦可达到一定疗效。

②其他消化内镜干预措施：包括OTSC（over the scopeclips）闭合瘘口，国内有研究采用内镜下OTSC吻合系统成功夹闭良性外伤性ERF。对于良性ERF，如瘘口较小的外伤性ERF（创伤或异物）多选用尖齿型OTSC来封闭瘘口。

③其他气管内镜技术：如气管支架置入联合气管镜下烧灼术，还有生物蛋白胶瘘口局部灌注封堵术，适合治疗小瘘口（＜3mm）或与支架联合应用，但封堵1～2周后因生物胶的溶解瘘口会再通，临床应用较少。

小结

此《共识》只是国内部分专家的意见，不能代表全部专家的意见，内容还需不断更新和完善，希望大家提出更好的建议。

参考文献

1. Lenz C J，Bick B L，Katzka D，et al. Esophagorespiratory Fistulas: Survival

and Outcomes of Treatment.J Clin Gastroenterol，2018，52（2）：131-136.

2. van Halsema E E，van Hooft J E. Clinical outcomes of self-expandable stent placement for benign esophageal diseases：A pooled analysis of the literature.World J Gastrointest Endosc，2015，7（2）：135-153.

3. Marczyński W，Pajak M，Komandowska T，et al. Self-expandable metallic stents in oesophago-respiratory fistulas treatment in neoplasms - case reports and literature review.Pneumonol Alergol Pol，2015，83（4）：303-306.

4. Shin J H，Kim J H，Song H Y. Interventional management of esophagorespiratory fistula.Korean J Radiol，2010，11（2）：133-140.

5. Balazs A，Galambos Z，Kupcsulik P K. Characteristics of esophagorespiratory fistulas resulting from esophageal cancers: a single-center study on 243 cases in a 20-year period.World J Surg，2009，33（5）：994-1001.

6. Treatment of Airway-Esophageal Fistulas//Lutz F A，Herth F J．Principles and practice of interventional pulmonology．New York：Springer，2013：421-434.

7. Shin J H，Song H Y，Ko GY，et al. Esophagorespiratory fistula: long-term results of palliative treatment with covered expandable metallic stents in 61 patients. Radiology，2004，232（1）：252-259.

8. Murthy S，Gonzalez-Stawinski G V，Rozas M S，et al. Palliation of malignant aerodigestive fistulae with self-expanding metallic stents.Dis Esophagus，2007，20（5）：386-389.

9. 韩新巍，吴刚，马南，等．胸腔胃 - 气管（主支气管）瘘临床与影像学诊断体会．郑州大学学报（医学版），2003，38（3）：395-397.

10. 吴雪梅, 柯明耀, 罗炳清, 等. 气道覆膜支架治疗胸腔胃 – 气道瘘48例临床分析. 国际呼吸杂志, 2014, 34 (20): 1554-1557.

11. Kim K R, Shin J H, Song H Y, et al. Palliative treatment of malignant esophagopulmonary fistulas with covered expandable metallic stents.AJR Am J Roentgenol, 2009, 193 (4): W278-W282.

12. Seto Y, Yamada K, Fukuda T, et al. Esophageal bypass using a gastric tube and a cardiostomy for malignant esophagorespiratory fistula.Am J Surg, 2007, 193 (6): 792-793.

13. 王洪涛, 王国磊, 王文光, 等. 外科治疗食管呼吸道瘘 – 附7例报道. 中国癌症杂志, 2015, 7:549-554.

14. Shen K R, Allen M S, Cassivi S D, et al. Surgical management of acquired nonmalignant tracheoesophageal and bronchoesophageal fistulae.Ann Thorac Surg, 2010, 90 (3): 914-918; discussion 919.

15. Shin J H, Kim J H, Song H Y. Interventional management of esophagorespiratory fistula.Korean J Radiol, 2010, 11 (2): 133-140.

16. Spaander M C, Baron T H, Siersema P D, et al. Esophageal stenting for benign and malignant disease: European Society of Gastrointestinal Endoscopy (ESGE) Clinical Guideline.Endoscopy, 2016, 48 (10): 939-948.

17. 吴雪梅, 柯明耀, 罗炳清, 等. Dumon 支架治疗气道消化道瘘31例近期疗效观察. 国际呼吸杂志, 2016, 36 (4): 292-296.

18. Melendez J, Chu D, Bakaeen F G, et al. Tracheoesophageal fistula due to migration of a self-expanding esophageal stent successfully treated with a silicone

"Y" tracheobronchial stent.J Thorac Cardiovasc Surg, 2011, 141 (6): e43-e44.

19. Wang H, Tao M, Zhang N, Li D, et al. Airway Covered Metallic Stent Based on Different Fistula Location and Size in Malignant Tracheoesophageal Fistula.Am J Med Sci, 2015, 350 (5): 364-368.

20. 王洪武, 李冬妹, 张楠, 等. 气管内覆膜金属支架置入治疗食管气管瘘. 中华结核和呼吸杂志, 2013, 36 (5): 390-392.

21. 殷世武, 项延淼, 叶录安. 全覆膜分叉形气管支架治疗食管气管瘘一例. 介入放射学杂志, 2004, 13 (5): 471.

22. 谢亚敏, 章俊, 谌琴. DSA 定位下不同原因食管气管瘘内支架置入的临床应用. 安徽医学, 2014 (3): 315-316, 317.

23. 杨迪, 马洪升, 张雪梅, 等. 食管瘘治疗新进展. 华西医学, 2015, 30 (10): 1983-1985.

24. 马洪明, 邹珩, 张洁莉, 等. 食道双支架置入治疗食管气管瘘临床初探. 基础医学与临床, 2015, 35 (7): 968-971.

25. 杨营军, 庞志锋, 刘新光. 内镜下置入带膜支架治疗食管上段癌性食管气管瘘 31 例疗效评价. 胃肠病学, 2004, 9 (6): 377-378.

26. 武贝, 茅爱武, 吴绍秋. 内镜直视联合 X 线导向介入治疗食管气管瘘一例. 介入放射学杂志, 2013, 22 (7): 615-616.

27. 李远鹏, 柯明耀, 吴雪梅, 等. 气管食管双支架治疗合并气管狭窄的恶性食管气管瘘 55 例. 实用医学杂志, 2016, 32 (11): 1847-1849.

28. Abadal J M, Echenagusia A, Simo G, et al. Treatment of malignant esophagorespiratory fistulas with covered stents.Abdom Imaging, 2001, 26 (6): 565-

569.

29. Kishi K, Nakao T, Goto H, et al. A fast placement technique for covered tracheobronchial stents in patients with complicated esophagorespiratory fistulas. Cardiovasc Intervent Radiol, 2005, 28 (4): 485-489.

30. Balazs A, Kupcsulik P K, Galambos Z. Esophagorespiratory fistulas of tumorous origin. Non-operative management of 264 cases in a 20-year period.Eur J Cardiothorac Surg, 2008, 34 (5): 1103-1107.

31. Wang M Q, Sze D Y, Wang Z P, et al. Delayed complications after esophageal stent placement for treatment of malignant esophageal obstructions and esophagorespiratory fistulas.J Vasc Interv Radiol, 2001, 12 (4): 465-474.

32. Nam D H, Shin J H, Song H Y, et al. Malignant esophageal-tracheobronchial strictures: parallel placement of covered retrievable expandable nitinol stents.Acta Radiol, 2006, 47 (1): 3-9.

33. Ke M Y, Huang R, Lin L C, et al. Efficacy of the Dumon ™ Stent in the Treatment of Airway Gastric Fistula: A Case Series Involving 16 Patients.Chin Med J (Engl), 2017, 130 (17): 2119-2120.

34. Hu Y, Zhao Y F, Chen L Q, et al. Comparative study of different treatments for malignant tracheoesophageal/bronchoesophageal fistulae.Dis Esophagus, 2009, 22 (6): 526-531.

35. Binkert C A, Petersen B D. Two fatal complications after parallel tracheal-esophageal stenting.Cardiovasc Intervent Radiol, 2002, 25 (2): 144-147.

36. Petrella F, Toffalorio F2, Brizzola S, et al. Stem cell transplantation

effectively occludes bronchopleural fistula in an animal model.Ann Thorac Surg，2014，97（2）：480-483.

37. Petrella F，Spaggiari L，Acocella F，et al. Airway fistula closure after stem-cell infusion.N Engl J Med，2015，372（1）：96-97.

38. Díaz-Agero Álvarez PJ，Bellido-Reyes Y A，Sánchez-Girón JG，et al. Novel bronchoscopic treatment for bronchopleural fistula using adipose-derived stromal cells. Cytotherapy，2016，18（1）：36-40.

39. Alvarez P D，García-Arranz M，Georgiev-Hristov T，et al. A new bronchoscopic treatment of tracheomediastinal fistula using autologous adipose-derived stem cells.Thorax，2008，63（4）：374-376.

40. 杨蔚峰，饶官华，班洁虹，等．内镜下 OTSC 系统闭合术治疗食管瘘 3 例报告．微创医学，2017，12（2）：272-273.

41. 叶梦思，周羽翔，何云，等．内镜下 OTSC 吻合系统夹闭外伤性食管气管瘘 1 例．中国内镜杂志，2016，22（3）：108-110.

42. 刘石萍，王军民，刘振祥，等．胃镜下医用生物蛋白胶治疗食管气管瘘 32 例．中华消化内镜杂志，2010，27（4）：215-216.

43. 高永平，王洪武，周云芝，等．食管气管瘘合并下呼吸道感染的病原学特点．国际呼吸杂志，2017，37（3）：171-172.

44. Arends J，Bachmann P，Baracos V，et al. ESPEN guidelines on nutrition in cancer patients. Clin Nutr，2017，36（1）：11-48.

45. 黄河，郭婷，程国昌．食管癌并发气管食管瘘 63 例临床分析．海南医学，2013，24（24）：3624-3626.

46. Persson S, Rouvelas I, Irino T, et al. Outcomes following the main treatment options in patients with a leaking esophagus: a systematic literature review.Dis Esophagus, 2017, 30 (12): 1-10.

47. Silon B, Siddiqui A A, Taylor L J, et al. Endoscopic Management of Esophagorespiratory Fistulas: A Multicenter Retrospective Study of Techniques and Outcomes.Dig Dis Sci, 2017, 62 (2): 424-431.

中国医学临床百家

AI 在肺内小结节诊断中的应用

人工智能（AI）得益于计算机技术的发展和硬件的提升，已被广泛应用于医疗领域。

智能影像辅助诊断系统的基础功能是对电子影像完成病灶自动识别与标注，但这一功能只是影像诊断的第一步，距离成为医师的辅助诊断工具的产品定位还远远不够，产品要真正为医师整个诊断决策过程中提供帮助。以肺结节（pulmonary nodule, PN）为例，系统识别结节后将筛查结果依照专家共识标准自动生成结构化报告，并且进一步开发结节对照分析功能，自动搜寻历史影像资料，分析、对比结节变化及新生结节。目前在实际应用中，由于产品无法杜绝漏诊问题，放射科医师需对 AI 分析过的影像复核，AI 未能有效减少医师的工作量，提高诊断效率，随着数据训练的积累，产品的成熟度和使用效果会越来越完善。

肺结节的诊治一直是临床中讨论的热点课题，其生理解剖结构复杂，常单发或多发，而且经常互融为块状，在临床中缺乏特异性。从病灶本身的影像学表现上看，肺结节经常会与气管、血管等组织粘连，而且边界不清晰、灰度值与组织相近。这些无疑进一步增加和扩大了医师的阅片难度和工作范围。如此，难免会出现一些肺结节的漏检和误诊。

肺结节是指肺内直径 ≤ 3cm 的类圆形或不规则形病灶，影像学表现为密度增高的阴影，可单发或多发，边界清晰或不清晰的病灶。根据病灶大小可再分为 ≤ 4mm 的粟粒结节，5 ～ 9mm 的微结节，≥ 10 ～ 20mm 的小结节。

不同密度的肺结节，其恶性概率不同，依据结节密度将肺结节分为三类：实性结节（solid nodule）、部分实性结节（part-solid nodule）和磨玻璃密度结节（ground glass nodule，GGN）。其中，部分实性结节的恶性概率最高，依次为磨玻璃密度结节及实性结节。磨玻璃密度结节是指肺内模糊的结节影，结节密度较周围肺实质略增加，但其内血管及支气管的轮廓尚可见。实性结节是指其内全部是软组织密度的结节，密度较均匀，其内血管及支气管影像被掩盖。部分实性结节是指其内既包含磨玻璃密度又包含实性软组织密度的结节，密度不均匀。如果为混合性磨玻璃结节（mGGN），其中实性成分 > 5mm 还是 < 5mm；纯磨玻璃结节（pure ground-glass nodule，pGGN）以 4mm 大小为界进行分类观察。对微小肺癌定义为直径 ≤ 9mm 的肺癌。

美国国立综合癌症网络（National Comprehensive Cancer Network，NCCN）对肺癌筛查指南每年更新 2 次，目前最新版本为 2018 年第二版，新指南较前一版并没有太大的改动，更新之处更偏向细化和具体化。新指南针对不同密度、不同大小、单发或多发的肺结节制定了详尽的基线及随访处理原则。在基线筛查中，对于实性结节，将＜6mm、6～8mm、8～15mm 及≥15mm 修改为≤5mm、6～7mm、8～14mm 及≥15mm。对基线筛查中部分实性、非实性结节及在年度随诊中结节的各个区间端点值也有相似的变动。

"中国肺部结节分类、诊断与治疗指南（2016 年版）"中指出，直径≤8mm 的部分实性结节定义为中危结节，建议 3 个月、6 个月、12 个月和 24 个月持续行薄层 CT 扫描，并作结节的薄层三维重建。如果结节具有生长性建议手术，无变化或缩小建议继续长期 CT 随访，随访时间不小于 3 年。

对肺磨玻璃密度结节的风险评估及处理策略（表 4）：

（1）直径＞5 mm 的纯磨玻璃密度结节定义为中危结节，建议 3 个月、6 个月、12 个月和 24 个月持续 CT 检测，结节具有生长性建议手术，无变化或缩小建议继续长期 CT 随访，随访时间不小于 3 年。

（2）直径＜5 mm 的纯磨玻璃密度结节定义为低危结节，建议年度 CT 复查观察生长性。结节具有生长性建议手术，无变化或缩小建议继续长期 CT 随访，随访时间不小于 3 年。

表4　磨玻璃结节的观察方法

磨玻璃结节（GGN）	大小	影像应对策略
粟粒结节	≤ 4mm	暂可忽略不顾
微结节	5 ～ 9mm	观察肿瘤血管
小结节	10 ～ 20mm	审慎鉴别良恶

据统计有 15% 的纯磨玻璃结节，可以发展成恶性的，而且当直径＞ 15mm 后，其高危程度、恶性因素也随之增加。所以凡是正常人体检发现的、长期存在的、偶发性磨玻璃结节，经过抗感染或较长时期的观察不消失，且具有"肿瘤微血管 CT 成像征"时，要考虑肺原位癌的诊断。由于"肿瘤微血管 CT 成像征"的含义是：肿瘤血管移动进入瘤体＋瘤体内微血管的互相联通，因此对于肺原位腺癌的 CT 诊断也可以简化为如下公式（特别对有癌症家族史的）：

0 期肺原位腺癌＝体检发现的、长期存在的、偶发性纯磨玻璃结节＋肿瘤微血管 CT 成像征

值得提醒的是千万不能以 5mm 的底线来划分结节的良恶性，因为实践证明 4 ～ 5mm 大小的原位腺癌（AIS）和微浸润腺癌（MIA）并不在少数。

通常约有 50% 的半实性结节是恶性的，而实性结节恶性的比例低于半实性结节，当然结节越大，其高危程度、恶性因素也随之增加（表5）。因此对于恶性概率较大的磨玻璃结节，10mm 以下的纯磨玻璃结节作 CT 随访 6 ～ 9 个月，混合性磨玻璃结节

作 CT 随访 3 ～ 6 个月，随访期间出现边缘分叶、毛刺、内部有空泡或更多实性成分、有胸膜受累征象等，建议手术切除。

对于恶性概率较小的结节，带血管的、圆形的实性结节很可能是良性的，可先行抗感染治疗后 2 个月复查，或者不做任何治疗 6 ～ 9 个月后行 CT 复查（表 5）。

表 5　混合性磨玻璃结节的观察方法

半实性 / 实性结节（mGGN）	大小	影像应对策略
粟粒结节	≤ 4mm	暂可忽略不顾
微结节	5 ～ 9mm	抗感染治疗 2 个月后复查 CT
小结节	10 ～ 20mm	同上处理 + 增强扫描

根据国内张国桢教授建议，磨玻璃结节的随访及判读方法如下（图 5）：随访过程中每次 CT 检查使用相同的扫描参数、相同的显示视野、相同的重建方法，使用平均直径及结节的 CT 值随访结节大小、密度的变化，在薄层高分辨率 CT 上观察病灶的形态、边缘、内部结构及周围组织的变化；最好是相同的医师进行阅片评估，从而使误差控制在尽可能小的范围。对于首次发现肺内非实性的磨玻璃结节，除＜ 4mm 的纯磨玻璃结节外，可根据个体情况随访 3 ～ 6 个月以上以确定病灶是否持续存在。3 ～ 6 个月随访的依据是：①有部分病变可在 3 ～ 6 个月或抗感染治疗后吸收消散，这样的病灶可中断随访，解除警报；② 3 ～ 6 个月随访对于大多数表现为非实性结节的肺癌来说，由

于其倍增时间很长，所以 3～6 个月的时间不会影响其预后，不存在耽误治疗的问题；③对于有些倍增时间短、生长速度较快的肿瘤，3～6 个月的时间也不算太长，可及时发现、及时处理，不至于影响其治疗及预后。结节直径＜4mm（结节体积 ＜100mm³）与没有结节无显著差异，肺癌概率 0.6%；结节直径 5～9mm（结节体积 100～300mm³），肺癌概率 0.9%～5.8%，需要 CT 随访；结节直径≥10mm（结节体积≥300mm³），肺癌概率 11.1%～26.2%，须即刻采取进一步措施 [支气管镜、肺穿刺或直接行胸腔镜外科手术（VATS）等]。此外，当结节体积倍增时间 VDT ＞600 天，肺癌概率为 0～0.9%；体积倍增时间 VDT400～600 天，肺癌概率为 4.0%；体积倍增时间 VDT ＜400 天，肺癌概率为 6.7%～25.0%。

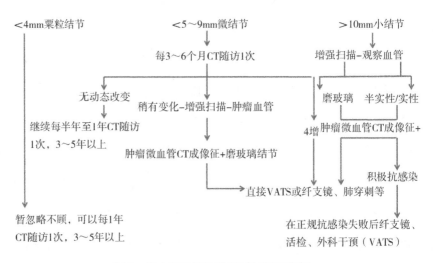

图 5 微小肺结节处置原则与判读流程

对于难以定性的肺结节，可以推荐患者进行积极进行抗感染治疗并作 CT 随访观察，随访期间一旦病灶出现"四增"特点：增大、增密、增强、增粗（肿瘤血管）中的 1 ～ 2 项时，建议行 VATS 手术切除。

对于肺内小结节的处理，如是恶性肿瘤应尽早切除，对于良性病变尽可能及时实施手术治疗，手术切除既是一种治疗手段，也是一种确诊手段，特别是亚厘米肺小结节术前很难确诊。临床上还有一些"磨玻璃结节"，传统的手段无法判断其良恶性。但近年来随着导航支气管镜技术及液态活检技术的发展，取得病理诊断并不需要开胸来解决，而且也不需要全部靠手术来切除。

为了减少医师的工作量、减少漏误诊，近年来已涌现出许多医学影像处理的计算机辅助诊断系统来辅助医师的诊断过程。特别是工业界已产生了两大变革：①深度学习技术在图像的检测、识别上表现出色；②适合高并发、密集型计算的高性能 GPU 芯片的产生。2017 年，深度学习在医学图像上的应用更成了一个热点，AI 在一些医学图像上诊断的准确率已经接近人类专家。深度学习在肺结节的检出率已明显高于传统的数字图像处理算法，对于以往那些难辨良恶性的结节，也可以尝试解决。因此，深度学习在图像识别技术的革新，使得肺小结节辅助诊断平台有着重要的研究和实际的临床意义，新一代的以互联网云平台为基础的肺小结节辅助诊断平台成为迫切的需求。AI 影像辅助诊断技术已不需要人工辨别肺内小结节的特征，CT 检测肺结节所得图像为多维度图像。三维卷积神经网络（convolutional neural network，CNN）能充分利用肺结节的空间三维上下文信息，采用多视角策略，提高二维 CNN 对肺结节的分类和敏感性，减少假阳性率，有助于医疗诊断辅助工具的构建。计算机通过自己识别、深度学习，读取可靠数据越多，阳性率越高，诊断水平也不断提高。

阅片速度与诊断的准确率：阅片速度一般在 30 秒内完成。可以提升 CT 流转率超过 3 倍。肺结节筛查的准确率平均达到 90% 以上，对微小结节与磨玻璃结节的敏感性极强，可辅助医师避免因疲劳产生漏诊的现象。主要用于肺癌早筛。

①敏感性高：通过对比机器与医师针对不同大小的结节及不同类型的结节（实性结节、钙化结节、半实性结节、磨玻璃结节）的检出率，产品高于专家级医师的结节筛查敏感性，能够大大帮助医师找到容易被忽视的微小结节。同时，人工智能对半实性结节和磨玻璃结节有很高的检出率，医师非常容易忽视，恶性率高达 59%。

②助力结构化报告：系统识别结节后将筛查结果依照专家共识标准自动生成结构化报告描述，实现标准描述结构化报告，提升工作效率，提升医疗数据质量。

③结节动态追踪：肺内小结节很难通过形态学一次获得可靠诊断，需要对患者进行定期追踪观察评断病变良恶性，选择适宜的时机给予恰当干预。而结节追踪观察不仅需要找到不同时段的

影像资料，还需要找到所有历史结节逐一对照并分析生长变化，判断性质。

　　目前，市场上已有很多 AI 产品，但真正批准用于临床诊断的很少，希望在不久的将来能用于临床，但不可能取代医师，只能作为辅助诊断工具。

未来肺内小结节的治疗可能不需外科切除

肺结节是指肺内直径≤3cm 的类圆形或不规则形病灶，影像学表现为密度增高的阴影，可单发或多发，边界清晰或不清晰的病灶。确定病灶大小应分为≤4 mm 的粟粒结节，5～9mm 的微结节，≥10～20mm 的小结节。

随着近几年微创技术的不断发展，未来肺内小结节的治疗不需外科切除。经研究，对 Ia 期小结节，5 年存活率可达 100%。因此，只要微创治疗能达到 100% 的消融，达到与手术同效也不无可能。

现有资料证实，肺内小结节术后病理 80% 为良性，只有20% 是恶性，因此，严格控制手术指征非常重要。

要避免过度治疗，首先要明确诊断，其次是确定治疗方案。

20. 肺结节术前早诊、确诊

由于肺内病灶较小，绝大多数患者无症状，是在体检中发现。应用低剂量 CT（LDCT）人工智能影像识别肺部结节的结果和影像学特征，结合新一代基因测序技术（NGS）检测的循环肿瘤 DNA（ctDNA）、MicroRNAs（miRNA）和肿瘤标志物的肺癌早筛早诊预测模型，能对肺内结节进行精准分流和诊治。一些研究表明，miRNA 与 LDCT 技术的结合，能将后者的假阳性率减少 5 倍！

肿瘤标志物联合检测对于肺癌辅助诊断有一定临床价值，目前常用的指标有癌胚抗原（CEA）、细胞角蛋白 19 片段（CYFRA 21-1）、鳞状上皮细胞癌抗原（SCCA）、癌抗原 15-3（CA 15-3）、神经元特异性烯醇化酶（NSE）、胃泌素释放肽前体（ProGRP）等。

S2 基因（人矮小同源盒基因）位于 3q25-26.1，*S2* 的甲基化将增强细胞繁殖、抑制细胞凋亡、促进血管生成，进而促进肿瘤生长。*S2* 基因作为标志物可用于肺癌的检测，研究表明通过对外周血游离 DNA 中 *S2* 甲基化 DNA 的检测肺癌的敏感性达到 60%、特异性达到 90%。

外泌体（exosomes）是起源于多泡体的纳米级脂质膜囊泡，其内含有蛋白质、脂膜结构和 RNA。外泌体在肺癌的发生与演进中发挥重要作用，其可促进肺癌微环境形成，增强肿瘤侵袭与转移能力，参与肿瘤免疫抑制及肿瘤放、化疗抵抗，且对肺癌的早期诊断和治疗具有应用价值。

通过 AI 及血液学指标怀疑肺内结节有恶性倾向者，最好通过组织学取得病理诊断结果。目前由于导航支气管镜技术及影像引导技术的发展，对取得肺内病变组织已不是难事。

导航支气管镜是利用计算机软件把以 DICOM 格式储存的高分辨螺旋 CT 数据进行三维重建，产生的虚拟支气管图像供医师作导航参考。术前在螺旋 CT 图像上的三个切面（横状面、矢状面、冠状面）分别标记出目标病灶。计算机软件可自动找出通往目标病灶的气道，用颜色线显示导航路径供参考及确认，也可通过手动自行设定导航路径或仅作部分修改，操作者沿预设路径，便能准确到达目标病灶部位。综合相关研究数据表明，对电磁导航支气管镜（ENB）应用在肺外周小病灶诊断价值的研究，在该技术的应用初期，其诊断率为 59.0% ～ 75.5%。联合 PET-CT 及现场细胞学快速诊断（ROSE），或者应用预弯导管、多种取材方法联合（活检钳、穿刺针、刷子、灌洗等），诊断率也可以提高到 90% 以上。

影像引导下经皮肺穿刺对诊断肺内小结节也有重要价值，而且价格低廉，准确性高。中国《肺癌小样本取材相关问题的中国专家共识》和《胸部肿瘤经皮穿刺活检中国专家共识》相继发布。一般来说，位于内 2/3 区域、> 2cm 的病灶经支气管镜活检相对容易成功，< 1cm、透视不能显示的外周病灶则较适合经皮肺穿刺活检。从 7345 项研究记录中，9 篇选择经支气管镜活检和 15 篇选择经皮肺穿刺活检，诊断率分别为 75%（95%CI：69 ～ 80）和 93%（95%CI：90 ～ 96）。< 2cm 的病灶，经皮肺

穿刺活检诊断率为 92%（95%*CI*：88 ～ 95），优于经支气管镜活检的 66%（95%*CI*：55 ～ 76）；而对＞ 2cm，但＜ 3cm 的病灶，使用经支气管镜活检的诊断率提高到 81%（95%*CI*：75 ～ 85），且经皮肺穿刺活检的并发症高。

对于肺内亚厘米结节，取得病理组织较困难，为此，笔者设计了微量活检针（有待专利转化），通过支气管镜和经皮穿刺，有望获取一定的组织取得病理诊断。

快速现场病理评估（ROSE）：是指将针吸活检所获得的细胞学标本经涂片、风干及快速固定染色后，即刻由现场的细胞病理学家进行观察诊断，同时根据标本取材的满意程度决定是否需要进一步活检。对于难以活检诊断的特殊病例，通过套管针或引导鞘对病灶行反复穿刺有助于提高诊断率。

对无法取得组织病理的患者还可通过液体活检以发现组织活检中无法发现的体细胞突变。ctDNA 检测是目前市场上最常见的液体活检形式。通过深度测序可以发现肿瘤内异质性和只在部分细胞中出现的基因突变。ctDNA 可以提供肿瘤大小的信息，从而反映出疾病的发展状态和对治疗的反应。研究发现，在非小细胞肺癌（non-small cell lung cancer，NSCLC）中 ctDNA 的突变等位基因频率（VAF）与肿瘤体积呈线性关系。ctDNA 还具备预测预后的价值，如在治愈的手术或化疗之后，ctDNA 的出现是肺癌复发和不良预后的有力标志。

另外，还能通过分析 ctDNA 里的肿瘤突变负担（TMB），了解检查点抑制剂的潜在效果。这是因为 TMB 越高，产生新抗原的概率就越高。一些研究也表明，TMB 能用来找到哪些患者在免疫疗法的治疗后，在临床上能有更好的预后。

21. 非手术治疗

（1）药物治疗

通过基因检测或其他指标检测，如有靶向指标，可试用分子靶向药物或免疫治疗，2～3 个月后再复查 CT 或有关指标，以观疗效。若肿瘤消失，可继续药物治疗，否则采取其他措施。

（2）体部立体定向放射治疗（stereotactic body radiotherapy，SBRT）

SBRT 是早期周围型肺癌的标准治疗方案。立体定向放射治疗目前已成为医学上不能手术的早期 NSCLC 的推荐治疗方式。许多回顾性和前瞻性研究显示了 SBRT 治疗的安全性和有效性，部分临床试验中，SBRT 治疗的局部控制率及生存率已接近手术治疗的效果，并且对患者的肺功能影响较小。SBRT 治疗早期 NSCLC 取得了与手术相似的疗效，美国、欧洲已把 SBRT 作为不能手术的早期肺癌首选治疗，有望代替手术成为早期 NSCLC 的治疗手段。另外，近期免疫治疗已成为肿瘤治疗研究的热点之一，而 SBRT 联合免疫治疗在肺癌中的应用价值已经受到越来越多学者的关注。

哈尔滨医科大学附属肿瘤医院胡晓楠报道了 50 例 I 期周围

型肺癌患者行 SBRT，随访时间 3 ～ 32 个月，中位数 26 个月。其中完全缓解（CR）40 例，部分缓解（PR）6 例，稳定（SD）2 例，进展（PD）2 例，局部控制率（CR+PR）为 92.0%，疾病控制率（CR+PR+SD）为 96.0%，1 年总生存率和 2 年总生存率分别为 86.0% 和 74.0%。

（3）冷冻治疗

超低温冷冻治疗周围型肺癌是一种成熟的治疗方法，目前国内许多省市已列入医保项目。氩氦靶向肿瘤治疗技术是根据焦耳 - 汤姆森原理将高压氩气（冷媒）和高压氦气（热媒）运用于冷冻治疗中，其降温、升温的速度和形成冰球的大小，可以通过电脑精确控制和设定，已经成为目前国际上低温治疗领域高科技发展的更新换代技术。由于它操作简单、靶向性强、适应证广、治疗中靶区可以适时监测，且有对患者损伤小、并发症少、恢复快、操作简单等优点，使得大多数失去了常规手术根治切除机会的肿瘤患者重新获得微创外科治疗的机会，同时氩氦靶向治疗可促进机体的免疫反应，激发和提高机体免疫系统的抗肿瘤功能，因此成为对无法外科根治性切除的实体肿瘤患者治疗的最佳手段之一。

据观察，如果冷冻范围应大于肿瘤边缘 0.5 ～ 1.0cm，临床上对于＜ 5cm 的肿瘤且无明显转移灶者，采用单刀或多刀组合冷冻，可完全灭活肿瘤细胞，从而达到类似手术切除的效果。笔者曾报道 634 例肺癌患者采用 CT 引导下经皮穿刺氩氦靶向治疗病灶 798 个。343 例直径 ≤ 4cm 的肺内肿块冰球覆盖肿瘤面积达 96.4%；455 例直径 > 4cm 的肿块冰球覆盖肿瘤面积达 81.6%，表明氩氦靶向治疗肺癌的即刻冻融效果主要取决于肿瘤的大小。此即意味着直径 > 4cm 的肿瘤，将残留 20% 的肿瘤，肿瘤越大，残留越多，对 10cm 以上的肿瘤，有必要采取第二次氩氦刀治疗。

（4）热消融治疗：包括射频治疗、微波治疗、激光治疗等。

①射频治疗

射频是指电流在 200 ～ 1200kHz 范围内（常用 350 ～ 500 kHz）的一种高频震荡。组织中的离子在电极周围产生相同频率的震荡，相互摩擦产热，达到一定的温度即可使组织产生凝固坏死。在影像引导下将射频针插入到瘤体内，使肿瘤升温到 60 ～ 90℃，从而杀灭肿瘤，多用于周围型肺癌的治疗。单针消融范围可达 3 ～ 7cm。

在无法手术治疗的肺癌患者中应用射频冷却消融探针，输出功率为 20W，每例患者重复 3 次 RFA 治疗，最大治疗范围达 10mm × 12mm，消融部位病理组织学提示肺泡结构破坏并凝固性坏死，未出现明显并发症。表面 RFA 可能是一个微创、有效的治疗选择，已在 NCCN 指南中得到推荐。可通过影像引导下或在导航或 C 形臂引导下通过支气管镜将电极插入到瘤体内，进行射频消融治疗。

②微波治疗

微波是一种电磁波，其波长为 1mm ～ 1m，频率 0.3 ～

3000GHz。在生物体组织中，微波能使生物组织中极性分子及离子通过在交变电场中摩擦碰撞而产生热能。微波治疗肿瘤主要是利用微波天线近场的生物致热效应使肿瘤变性从而达到治疗肿瘤的目的。治疗时，在影像引导下将微波天线插入到瘤体内，使肿瘤升温到 60 ～ 90℃，从而杀灭肿瘤，多用于周围型肺癌的治疗。单针消融范围亦可达 3 ～ 7cm。亦可在导航或 C 形臂引导下通过支气管镜将电极插入到瘤体内，进行微波消融治疗。

③激光治疗

不同波段的激光产生的效应不同。做消融治疗的激光通常选用 980nm 半导体激光。在影像引导下将激光光线插入到瘤体内，通过激光产生的高温（60 ～ 90℃）杀灭肿瘤，用于周围型肺癌的治疗，单针光纤消融范围达 1cm，可同时插入多根光纤进行消融治疗。亦可在导航或 C 形臂引导下通过支气管镜将激光光纤插入到瘤体内，进行激光消融治疗。

④光动力治疗（PDT）

PDT 是先将光敏剂注入人体，光敏剂在进入机体后，会特异性地聚集于肿瘤部位并于肿瘤细胞结合，当用特定波长的激光照射后，会产生光化学反应（光敏反应），由此产生的光毒性物质，会破坏肿瘤细胞和血管，从而抑制肿瘤生长。PDT 疗法对早期气管 - 支气管癌可达根治效果。如能在影像引导下或导航支气管镜引导下将光纤插入到瘤体内进行间质 PDT 治疗，而且只对肿瘤细胞起作用，正常组织损伤较少，在临床应用中已取得非常好的疗效。

（5）放射性粒子植入

放射性粒子植入作为组织间插植治疗是近距离放射治疗的内容之一，它基本做法是将具有一定规格、活度的封闭性放射源用施源器通过微创的方式直接释放到人体组织内部，对肿瘤组织进行高剂量照射，达到治疗肿瘤的目的。^{125}I 粒子能发射 γ 射线，所以又称体内 γ 刀。放疗粒子长时间作用于靶灶，使肿瘤细胞凋亡、死亡。通常 1cm 的肿瘤放 10 个 ^{125}I 粒子，3cm 以内的肿瘤 3 个月左右 CR 可达 80% 以上。

（6）缓释化疗药粒子植入

缓释化疗药是将抗癌药包埋于可降解或不可降解的赋形剂制备成药物缓释系统，植入肿瘤组织后，可在较长时间内以一定的速率持续地释放，在植入部位形成高药物浓度，并在浓度梯度作用下向周围逐渐、缓慢地扩散，然后经血液和淋巴系统参与全身循环。这样在局部肿瘤细胞被高浓度的药物杀死，血液和淋巴系统中的肿瘤细胞也会被化疗药物所抑制，从而起到局部持久化疗的目的，降低了不良反应，起到了类似靶点给药的目的。目前应用于临床的缓释化疗药有顺铂、丝裂霉素、5-FU、紫杉醇等。如能与放射性粒子同时植入，可达同步放 / 化疗的效果。

总之，现在已有诸多非手术方法能控制肺内局部小病灶，可单用或联用，希望不久的将来，患者不必手术也能彻底消灭肿瘤，最大限度地减轻因治疗而带来的创伤。

肺癌分子靶向药物研究进展

近年基因组学研究突飞猛进，发现了许多与肺癌相关的基因突变，令人兴奋的是基于驱动基因的分子靶向药物不断涌现，引领了肺癌治疗史上的重大变革。肿瘤靶点包括很多方面，目前研究较成熟的主要有肿瘤细胞表面的靶点（抗原或抗体），如细胞膜分化相关抗原（CD13，CD20，CD22，CD33，CD52，CDll7等），细胞信号转导分子如表皮生长因子（*EGF*）及其受体（*EGFR*）突变、间变性淋巴瘤激酶（ALK）融合、*ROS1* 融合和 *BRAF* 突变等、血管内皮生长因子（*VEGF*）及其受体上的酪氨酸激酶，以及法尼基转移酶，基质金属蛋白酶等。

22. 蛋白激酶抑制剂

细胞的分化信号传导因子中，含有大量的蛋白激酶家族。在细胞信号传导过程中，蛋白酪氨酸激酶十分重要，它可以催化 ATP 上的磷酸基转移到许多重要蛋白质酪氨酸残基上使其磷酸化，导致传导支路的活化，影响细胞生长、增殖和分化，而许多肿瘤细胞中酪氨酸激酶活性异常升高。超过 50% 的癌基因及其产物具有蛋白酪氨酸激酶活性，它们的异常表达将导致肿瘤的发生。此外，该酶的异常表达还与肿瘤转移、肿瘤新生血管生成、肿瘤对化疗耐药有关。研究能阻断或修饰由信号传导失常引起疾病的选择性蛋白激酶抑制剂，被认为是有希望的药物开发途径。目前，已经发现了一些蛋白激酶抑制剂和针对不同蛋白激酶 ATP 结合位点的小分子治疗剂，并已进入临床应用，如酪氨酸激酶抑制剂等。

23. 表皮生长因子受体突变

（1）易瑞沙：Gefitinib（吉非替尼）– 国内已进医保。是一种可以口服的苯胺喹唑啉类小分子化合物。EGFR 酪氨酸激酶抑制剂（TKIs），作用靶点是酪氨酸蛋白激酶（PTK）。

适应证：用于存在 *EGFR* 基因 19 号外显子缺失突变或 21 号外显子（L858R）替代突变的 NSCLC 患者。适用于既往接受化学治疗的局部晚期或有转移的 NSCLC，既往化学治疗主要是指铂剂或多西他赛治疗；2003 年 5 月美国 FDA 批准用于 NSCLC 的治疗。现已作为 *EGFR* 基因敏感突变 NSCLC 患者的一线治疗。

（2）特罗凯：Erlotinib（厄洛替尼）– 国内已进医保

适应证：用于存在 *EGFR* 基因 19 号外显子缺失突变或 21 号外显子（L858R）替代突变的 NSCLC 患者。单药适用于既往接受过至少一个化疗方案失败后的局部晚期或有转移的 NSCLC；单药可用于经 4 个周期以铂类为基础的一线化疗后处于疾病稳定的局部晚期或转移性 NSCLC 的维持治疗。2004 年 11 月美国 FDA 批准用于 NSCLC 的治疗。近来研究发现，PD-1 抑制剂 K 药与特罗凯联用，能明显延长患者的生存期。

（3）Afatinib（阿法替尼）- 国内已上市

适应证：用于存在 *EGFR* 基因 19 号外显子缺失突变或 21 号外显子（L858R）替代突变的转移性 NSCLC 患者。欧盟药物管理机构亦早于 2013 年 7 月 25 日核准阿法替尼用于医治存在 *EGFR* 基因敏感突变的 NSCLC 患者。

（4）凯美纳：国产药（盐酸埃克替尼）- 国内已进医保

适应证：单药适用于治疗 *EGFR* 基因具有敏感突变的局部晚期或转移性 NSCLC 患者的一线治疗。单药可试用于治疗既往接受过至少一个化疗方案失败后的局部晚期或有转移的 NSCLC，既往化疗主要是指以铂类为基础的联合化疗。不推荐用于 EGFR 野生型 NSCLC 患者。

（5）泰瑞沙：Osimertinib（奥希替尼 AZD9291）- 二代 EGFR-TKI，国内已上市

适应证：适用于 *EGFR* 基因 T790M 突变型（一种 EGFR-TKI 药物的耐药突变）的晚期 NSCLC 患者。2015 年 11 月获得美国 FDA 快速批准上市，中国获批时间为 2017 年 3 月。通过组织或血浆检测后，如果 T790M 突变为阳性，则提示可使用本品

治疗。

然而，如果使用的是血浆 ctDNA 检测，且结果为阴性，则在可能的情况下应再进行组织检测，这是由于血浆检测可能会出现假阴性的结果。本品的推荐剂量为每日 80mg，直至疾病进展或出现无法耐受的毒性。本品应整片和水送服，不应压碎、掰断或咀嚼。患者中最常见（> 20%）不良事件为腹泻（42%）、皮疹（41%）、皮肤干燥（31%）和指（趾）甲毒性（25%）。

（6）Necitumumab（耐昔妥珠单抗 PORTRAZZA）−2015 年美国已上市

Necitumumab 是一种重组人源性 lgG1 单克隆抗体，与人 *EGFR* 结合，从而阻断 *EGFR* 与其配体的结合。*EGFR* 的表达和激活与肿瘤进展、血管生成的诱导和凋亡的抑制作用相关。

适应证：2015 年 11 月获批与吉西他滨、顺铂联合一线治疗转移性鳞状 NSCLC，不适用于非鳞癌 NSCLC。在吉西他滨和顺铂输注之前的每个 3 周期的第 1 天和第 8 天，在 60 分钟内 800mg 静脉滴注，持续至疾病进展或不可接受的毒性出现。最常见不良反应（发生率≥ 30%）是皮疹和低镁血症。

24. 间变性淋巴瘤激酶融合抑制剂

（1）赛可瑞：Crizotinib（克唑替尼）是一种小分子 ATP 竞争性抑制剂，对 ALK、C-MET 和 ROS1 三个靶点驱动的肿瘤具有选择性抑制作用。

适应证：用于有转移的 ALK、C-MET 和 ROS1 三个靶点阳性的 NSCLC 患者的治疗。2011 年 8 月 26 日，美国 FDA 批准了克唑替尼用于 ALK FISH 阳性的局部晚期或转移性 NSCLC 患者。2015 年 4 月，FDA 批准用于 ROS1 阳性 NSCLC 的潜在治疗。本品推荐剂量为 250mg 口服，2 次 / 日。赛可瑞较常见的不良事件为 1 级恶心（52%）、腹泻（46%）和呕吐（43%）。此外，有42% 的患者可出现视力障碍，特别是在早晨。

（2）Ceritinib（塞瑞替尼）- 二代 ALK 抑制剂

适应证： 2014 年，Ceritinib 获得美国 FDA 批准用于克唑替尼耐药后的 ALK 阳性 NSCLC 患者，尤其是发生 *EML4* 基因与 *ALK* 基因融合（EML4-ALK）和 NPM -ALK 的患者。2015 年，一项回顾性研究表明，晚期 ALK 重排 NSCLC 患者序贯应用一代和二代 ALK 抑制剂（Ceritinib），患者的中位总生存期可达49.4 个月（95%*CI*：35.3 ～ 63.1）。研究结果显示 ALK 阳性的晚期 NSCLC，一线 Ceritinib 显著优于化疗。2017 年升级用于 ALK 阳性的转移性 NSCLC 患者的一线治疗。

本品推荐剂量为 750mg（150mg/ 粒，相当于 5 粒），每天 1次空腹口服（饭前或者饭后 2 小时以上）。

常见不良反应及处理：

①食欲减退、腹痛、腹泻、恶心、呕吐：近一半患者在服用 Ceritinib 时发生持续的胃肠道反应。若出现症状，可应用止吐药或止泻药，严重者需降低 Ceritinib 的剂量。

②高血糖：可能诱发血糖的升高。在服用期间要定期检测血糖的浓度。若发生不能通过饮食、运动、药物控制的高血糖，则需减低剂量，或永久终止 Ceritinib。

③肝功能损伤：可能会引起肝毒性、转氨酶升高、出现黄疸等。患者应定期监测肝功能，出现异常时应积极治疗。如发生严重肝功能损伤则需减小药量或停药。

④心脏毒性：可引起心动过缓、充血性心力衰竭等。患者服药时要注意心率、血压、心电的监测。若不能控制，则需减量或永久终止使用 Ceritinib。

⑤间质性肺病：有 4% 患者有间质性肺病发生的风险，特别是患者本身有肺部其他疾病时。一旦发生，则停止 Ceritinib 的用药。

（3）Alectinib（阿来替尼）– 二代 ALK 抑制剂

适应证：2015 年获 FDA 批准用于治疗克唑替尼治疗失败的晚期 / 转移性 ALK 阳性 NSCLC。2017 年批准用于 ALK 阳性转移性 NSCLC 患者的一线治疗。阿来替尼延缓了脑转移的发生，可以有效地治疗脑转移。阿来替尼中位无进展生存期 34.8 个月，开创了靶向治疗新时代。阿来替尼组的患者发生 3 ～ 5 级不良反应的比例是 45%，而克唑替尼组的比例是 51%，这说明阿来替尼发生严重不良反应的比例相对更小。

（4）Brigatinib（布加替尼）– 二代 ALK 融合药物

适应证：2017 批准用于克唑替尼进展或不能耐受、ALK 阳性的转移性 NSCLC 患者。本品有两种规格，30mg 和 90mg，使用剂量为第 1 周口服 90mg/d，如耐受则加量为 180mg/d。常见不良反应是间质性肺炎（9.1%）和高血压。

（5）Lorlatinib（劳拉替尼）- 三代 ALK 抑制剂

Lorlatinib 用于 ALK 阳性晚期（克唑替尼耐药）或 ROS1 阳性的晚期 NSCLC 患者，是辉瑞公司开发的一种新型、可逆、强效的小分子 ALK 和 ROS1 抑制剂，其对 ALK 已知的耐药突变均具有很强的抑制作用，因而被誉为第三代 ALK 抑制剂。

25. 原癌基因 1 酪氨酸激酶重排

原癌基因 1（*ROS1*）可表达一个与 ALK 相关的罕见酪氨酸激酶，属于胰岛素受体家族。与其他的酪氨酸激酶受体类似，*ROS1* 融合基因也可激活细胞生长和存活的信号传导通路，1% ～ 2% 的 NSCLC 患者中具有 *ROS1* 基因重排。

（1）克唑替尼：2016 年 3 月 11 日美国 FDA 批准克唑替尼用于 ROS1 阳性转移性 NSCLC 的治疗。

（2）Ceritinib：用于既往经过多线治疗的 *ROS1* 融合的晚期 NSCLC 患者，显示出较好的临床疗效。

26. MEK 和 *BRAF*

BRAF V600E 突变在肺腺癌中的发生率为 1% ～ 2%。

（1）曲美替尼（Trametinib）

曲美替尼是一种丝裂原活化细胞外信号调节激酶 1（MEK 1/2）可逆性抑制剂，主要通过对 MEK 蛋白[胞外信号相关激酶(ERK)通路的上游调节器]的作用，影响 MAPK 通路，抑制细胞增殖。

（2）达拉非尼（Dabrafenib）

2013 年最初批准用于治疗转移性黑色素瘤和不能行手术治疗的黑色素瘤患者，2017 年被批准与曲美替尼（Mekinist）联用治疗 *BRAF V600* 突变阳性的晚期或转移性 NSCLC 患者，欧盟也于同年 4 月批准了达拉非尼和曲美替尼的联用。2017 年，达拉非尼联合曲美替尼用于 *BRAFV600E* 突变型 NSCLC 的 II 期临床研究结果公布。研究入组 36 例 *BRAF V600E* 突变的晚期 NSCLC，接受一线达拉非尼联合曲美替尼治疗，结果显示，研究者确认的客观缓解率（ORR）为 64%，mPFS 为 10.9 个月，mOS 为 24.6 个月。2017 年 6 月，达拉非尼联合曲美替尼已经批准用于 *BRAF V600E* 突变型晚期 NSCLC 患者。

27. *RET* 基因

在 NSCLC 中，RET 归类于可扩展驱动突变列表，分为两种：RET 融合以及 RET 的点突变。1%～2% NSCLC 患者发生 *RET* 基因融合，其中在 EGFR、KRAS 及 ALK 均为野生型的 NSCLC 患者中发生率为 16%，在非吸烟者和腺癌患者中更常见。在 LIBRETTO-001 的 I 期试验证实，高选择性 RET 抑制剂 LOXO-

292 在 RET 融合的 NSCLC 患者 ORR 是 77%，PFS 已经超过 10 个月。*RET-KIT5B* 基因融合的 NSCLC 患者反应率达 81%，而非 *KIT5B* 基因融合的 NSCLC 患者反应率达 82%

28. 肿瘤血管生成抑制剂

正负调控子的平衡控制着肿瘤血管的生成，由此促进肿瘤的生长和转移，开发血管生成抑制剂是肿瘤研究最为活跃的领域之一。临床试验中的血管生成抑制剂有以下 4 类。

（1）调节基质反应，抑制基底膜降解的药物：Marimastat、BMS-722519 等。基质金属蛋白酶（MMP）是一种蛋白水解酶，可使细胞外基质降解，它在肿瘤浸润、转移和血管形成过程中发挥关键作用。Ⅰ基质金属蛋白酶抑制剂（MMPI）可以通过抑制金属蛋白酶起到抗肿瘤生长与转移的作用。BMS-722519 是一种 MMPI，与化疗联合用于晚期非小细胞肺癌的治疗。

（2）直接抑制内皮细胞的药物：沙利度胺（Thalidomide）、烟曲霉素衍生物（TNP470）、恩度（Endostatin）等。内源性血管生成抑制因子：血管抑素（angiostatin）和内皮抑素（endostatin）都对肿瘤新生血管生成有强烈抑制作用，临床中也取得很好疗效。

（3）抑制内皮细胞特异性整合素的药物：Vitaxin/αVβ3 人源化单克隆抗体、EMD1 21974/αVβ3 小分子拮抗剂。肿瘤细胞的黏附性在肿瘤侵袭和转移中起着极为重要的作用。黏附分子如整合素可以促进肿瘤转移，另外还可启动某些细胞逃逸机制抑制细胞凋亡。因此抑制了黏附分子／整合素的信号传导就可起到抗肿瘤作用。

（4）抑制血管生长因子活化的药物：VEGF 单克隆抗体等。近几年抗肿瘤血管药研究进展非常迅速，已发现特异性调控表皮特异受体酪氨酸激酶的配体蛋白是一类前血管生成因子，如 VEGF/VEGFR 系统，被认为是肿瘤药物很好的作用靶点。VEGFs 是一类蛋白，为高度特异的血管内皮细胞有丝分裂原，通过与受体结合激活后发挥作用。VEGF 可促进内皮细胞的有丝分裂、延长细胞的存活期，提高基质降解过程中所需酶的表达，增加血管的通透性等，VEGF 对体积超过 2mm 的实体瘤的快速生长发挥作用。

①安维汀：Bevacizumab（贝伐珠单抗，hruMAb-VEGF）－已上市

阿瓦斯汀（Avastin）：是第一个 VEGF 单抗，能够结合并阻断 VEGF 的作用，从而发挥抗肿瘤活性。贝伐珠单抗联合卡铂与紫杉醇用于不可切除的晚期、转移性或复发性非鳞状细胞 NSCLC 患者的一线治疗。

②爱必妥

Cetuximab（西妥昔单抗，Ebritux），是针对 EGFR1 的单抗，由 Imclone Systems 公司研制，于 2004 年 2 月由美国 FDA 批准用于发生转移的结肠癌，特别是对伊立替康产生抗药性的结肠

癌，还可用于 NSCLC 患者。

③甲磺酸阿帕替尼片（艾坦）

阿帕替尼能高度选择性竞争细胞内 VEGFR-2 的 ATP 结合位点，阻断下游信号转导，抑制肿瘤组织新血管生成。2014 年 12 月 13 日，中国自主研制的艾坦（阿帕替尼）是全球第一种在晚期胃癌被证实安全有效的小分子抗血管生成靶向药物，也是晚期胃癌标准化疗失败后，能明显延长生存期的单药。同时，该药是胃癌靶向药物中唯一一种口服制剂，可有效提高患者治疗的依从性，并明显降低治疗费用。现已试用于晚期 NSCLC 的治疗，临床证实有效。本品推荐剂量为 850mg，每日 1 次口服，餐后半小时服用（每日服药的时间应尽可能相同），以温开水送服。

不良反应：

血压升高：血压升高是 VEGFR 抑制剂类抗肿瘤药物最常见的不良反应之一。临床研究中观察到服用阿帕替尼可引起血压升高，一般为轻到中度，多在服药后 2 周左右出现，常规的降压药物一般可以控制。服药期间应常规监测血压的变化，如有需要应在专科医师指导下进行降压治疗或调整艾坦剂量。如发生 3～4 级血压升高，建议暂停用药；如恢复用药后再次出现 3～4 级血压升高，可下调一个剂量后继续用药，如不良反应仍持续，建议停药。对于高血压危象的患者，发生期间应停用艾坦。蛋白尿：蛋白尿亦是 VEGFR 抑制剂类抗肿瘤药物最常见的不良反应之一。

部分患者用药后局部病灶可出现空洞，注意大出血的风险。

④安罗替尼（Anlotinib）：

盐酸安罗替尼（AL3818，Anlotinib Hydrochloride）是一种新型小分子多靶点酪氨酸激酶抑制剂，能有效抑制 VEGFR、血小板衍生生长因子受体（PDGFR）、成纤维细胞生长因子受体（FGFR）、c-Kit 等激酶，该药是正大天晴药业集团自主研发的抗肿瘤 1.1 类新药。它不仅可以针对肿瘤驱动基因通路，抑制肿瘤细胞，还可以抑制肿瘤血管生成，从而切断肿瘤营养来源。2017年被批准上市，2018 年 5 月，国家医保局批准艾坦为中国首个、全球唯一获批的晚期非小细胞肺癌三线治疗药物。老年和一般情况较差难以耐受化疗患者，也可以早期尝试使用安罗替尼。前期临床研究发现该药对包括甲状腺癌、肺癌、软组织肉瘤、肾癌在内的多种实体瘤具有一定疗效。本品服用剂量为 12mg/d，用 2周停 1 周。

主要不良事件包括乏力、高血压、皮肤毒性反应等，通过对症治疗或调低药物治疗剂量等方式，能够得到有效控制。也有个别患者用药后局部病灶可出现空洞，注意大出血的风险。

贝伐珠单抗是 VEGF 单抗，而安罗替尼、呋喹替尼和阿帕替尼等是小分子 VEGF 受体抑制剂，二者在机理上明显不同。贝伐珠单抗更建议与化疗联用。

抗血管生成药物和免疫治疗联用也是目前备受关注的研究热点，IMpower150 研究证明 Atezolizumab 单抗＋贝伐珠单抗＋化疗（紫杉醇和卡铂）相比贝伐珠单抗＋化疗能显著降低初治晚期非鳞 NSCLC 患者的疾病进展或死亡风险，显著延长了 PFS。

安罗替尼联合化疗、免疫治疗或者 TKI 等在非小细胞肺癌一线或二线治疗中的临床研究正在进行中。

29. 血管内皮细胞生长因子受体 2

VEGFR 是一类重要的酪氨酸激酶，许多研究表明，其信号转导途径失调在肿瘤的发生、生长和转移中有重要作用。VEGFR 主要有 VEGFR-11（Flt-1）\VEGFR2（KDR/Flt-1）和 VEGFR-3（Flt-4），均属酪氨酸激酶受体。VEGF 通过与两种跨内皮细胞膜受体结合发挥生物学功能。

Ramucirumab（雷莫芦单抗）是一种 VEGFR2 单抗，2014 年 12 月获批与多西他赛联合治疗含铂化疗进展的转移性 NSCLC。

截止到 2018 年 10 月，美国 FDA 共批准 16 个靶向药用于治疗肺癌，我国自主研发的埃克替尼和安罗替尼也已被 CFDA 批准（表 6）。当然，肺癌靶向治疗还不止限于这几类，还有很多其他的靶点及靶向药还在紧锣密鼓的研究中。

表 6 美国 FDA 及中国 FDA 批准的治疗肺癌的靶向药及上市情况

靶点	靶向药物	商品名及公司	规格	美国上市时间	国内是否上市	适应证	不良反应
VEGF	贝伐珠单抗 Bevacizumab	Avastin 基因泰克	注射液 100mg/4ml; 400mg/16ml;	2004	√	联合卡铂和紫杉醇，用于不可切除的晚期、复发性或转移性非鳞 NSCLC	高血压 疲倦 流血 白细胞计数低
	雷莫芦单抗 Ramucirumab	Cyramza 礼来	注射液 100mg/10ml; 500mg/50ml	2014	×	与多西紫杉醇联合用于治疗转移性 NSCLC，铂类化疗之上或之后疾病进展	头痛 口腔溃疡 食欲不振 腹泻
EGFR	厄洛替尼 Erlotinib	Tarceva 罗氏	片剂 25mg; 100mg; 150mg	2004	√	EGFR 阳性局部晚期或转移性 NSCLC，包括一线治疗、维持治疗，或既往接受过至少一次化疗进展后的二线及以上治疗	皮肤问题 腹泻 口腔溃疡 食欲不振
	吉非替尼 Gefitinib	Iressa 阿斯利康	片剂 250mg	2003	√	EGFR 阳性转移 NSCLC 一线治疗	
	阿法替尼 Afatinib	Gilotrif 勃林格殷格翰	片剂 20mg; 30mg; 40mg	2013	√	EGFR 阳性转移 NSCLC 一线治疗 鳞状 NSCLC 铂类耐药	

续表

靶点	靶向药物	商品名及公司	规格	美国上市时间	国内是否上市	适应证	不良反应
	奥希替尼 Osimertinib	Tagrisso 阿斯利康	片剂 40mg; 80mg	2015	√	一代、二代 EGFR 靶向药耐药 EGFR T790M 突变	
	耐妥普单抗 Necitumumab	Portrazza 礼来	注射液 800mg/50ml	2015	×	联合吉西他滨与顺铂一线治疗已经转移的鳞状 NSCLC	
	达克替尼 Dacomitinib	Vizimpro 辉瑞	片剂 15mg; 30mg 和 45mg	2018	×	一线治疗 EGFR 突变转移性 NSCLC	
	埃克替尼 Icotinib	Conmana 贝达, 中国	片剂 125mg	×	√	既往接受过至少一个化疗方案失败后的局部晚期或转移性 NSCLC	
ALK	克唑替尼 Crizotinib	Xalkori 辉瑞	胶囊 250mg; 200mg	2011	√	ALK 或 ROS1 阳性转移性 NSCLC	恶心 呕吐 腹泻 便秘 疲劳 视力变差
	塞瑞替尼 Ceritinib	LDK378/ Zykadia 诺华	150mg/粒	2014	√	ALK 阳性、克唑替尼耐药或不耐受 NSCLC	
	布加替尼 Brigatinib	Alunbrig 武田	片剂 30mg; 90mg	2017	×	ALK 阳性转移 NSCLC; 克唑替尼耐药 NSCLC	

续表

靶点	靶向药物	商品名及公司	规格	美国上市时间	国内是否上市	适应证	不良反应
	阿来替尼 Alectinib	Alecensa 罗氏	胶囊 150mg	2015	√	ALK 阳性转移 NSCLC	
	劳拉替尼 Lorlatinib	Lorbrena 辉瑞	片剂 25mg; 100mg	2018	×	接受克唑替尼和至少一种其他 ALK 抑制剂治疗之后疾病发生恶化，或接受 Alectinib 或 Ceritinib 作为第一个 ALK 抑制剂治疗但疾病恶化的 ALK 阳性转移性 NSCLC	
MEK	曲美替尼 Trametinib	Mekinist 葛兰素史克 诺华	片剂 0.5mg; 2mg	2017	×	与达拉非尼联合用于 BRAF 突变的转移 NSCLC	皮肤增厚 皮疹瘙痒 对光敏感 头痛 发烧 关节疼痛 疲劳、脱发、恶心和腹泻

续表

靶点	靶向药物	商品名及公司	规格	美国上市时间	国内是否上市	适应证	不良反应
BRAF	达拉非尼 Dabrafenib	Tafinlar 葛兰素史克 诺华	胶囊 50mg；75mg	2017	×	与曲美替尼联合用于 BRAF 突变的转移 NSCLC	皮肤增厚 皮疹瘙痒 对光敏感
	维莫非尼 Vemurafenib	Zelboraf 罗氏 第一三共	片剂 240mg	2011	√ (仅为恶性黑色素瘤)	BRAFV600E 突变的转移性 NSCLC	头痛 发烧 关节疼痛 疲劳、脱发、恶心和腹泻
PDGFR-β VEGFR3 VEGFR2 KIT FGFR	安罗替尼 Anlotinib	正大天晴，中国	胶囊 8mg；10mg；12mg	×	√	三线治疗晚期 NSCLC	高血压 低钠血症 手足综合征 咯血 肝功能不全

根据中国版《原发性肺癌诊疗规范（2018 年版）》，二线治疗可选择的药物包括多西紫杉醇、培美曲塞、纳武利尤单抗（Nivolumab）、EGFR-TKI 和克唑替尼。肺癌驱动基因突变阳性的患者，如果一线和维持治疗时没有应用相应的分子靶向药物，二线治疗时应优先应用分子靶向药物；一线 EGFR-TKIs 治疗后耐药并且 *EGFR T790M* 突变阳性的患者，二线治疗时应优先使用奥希替尼。对于 ALK 阳性，一线接受克唑替尼治疗后出现耐药的患者，二线治疗时可序贯使用塞瑞替尼。对于一线接受 EGFR-TKI 或者克唑替尼治疗出现耐药、二线接受化疗治疗的患者，可根据患者的 ECOG PS 评分选择含铂双药或者单药治疗方案。对于驱动基因阴性的患者，应优先考虑化疗，对于无驱动基因且组织学类型为鳞状细胞癌的患者，可选择使用阿法替尼（表 7）。

表 7 非小细胞肺癌常用的二线治疗方案

治疗方案	剂量	用药时间	周期
多西他赛	$75mg/m^2$	第 1 天	21 天 / 周期
培美曲塞（非鳞癌）	$500mg/m^2$	第 1 天	21 天 / 周期
阿法替尼（鳞癌）	40mg	1 次 / 日	1 次 / 日
奥西替尼 (T790M)	80mg	1 次 / 日	1 次 / 日

对于含铂两药联合化疗 / 靶向治疗失败后的 NSCLC 患者可选择 PD-1 抑制剂纳武利尤单抗。

三线药物治疗：可选择参加临床试验，三线治疗也可选择

VEGFR-TKI 单药口服。目前 VEGFR-TKI 三线治疗有循证医学证据支持的药物有安罗替尼。

Ⅳ期 NSCLC 患者的全身治疗：

① *EGFR* 基因敏感突变的Ⅳ期 NSCLC 患者推荐 EGFR-TKI 一线治疗，*ALK* 融合基因阳性患者推荐克唑替尼一线治疗，*ROS1* 融合基因阳性患者推荐克唑替尼一线治疗。② *EGFR* 基因、*ALK* 和 *ROS1* 融合基因阴性或突变状况未知的Ⅳ期 NSCLC 患者，如果 ECOG PS 评分为 0 ～ 1 分，应当尽早开始含铂两药的全身化疗。对不适合铂类药物治疗的患者，可考虑非铂类两药联合方案化疗。③二线治疗可选择的药物包括多西紫杉醇、培美曲塞、PD-1 抑制剂纳武利尤单抗和 EGFR-TKI。*EGFR* 基因敏感突变的患者，如果一线和维持治疗时没有应用 EGFR-TKI，二线治疗时应优先应用 EGFR-TKI；推荐奥希替尼单药治疗 EGFR-TKI 耐药、发生 *EGFR T790M* 突变阳性的 NSCLC 患者；对于 *EGFR* 突变阴性 /ALK 融合阴性的患者（包括非鳞癌和鳞癌），基于 PD-1 抑制剂纳武利尤单抗显著优于化疗的疗效和安全性，二线治疗应优先推荐使用纳武利尤单抗治疗。

肺癌的免疫治疗进展

　　肿瘤生长的三个阶段与免疫系统都有密切的关系：第一阶段是"清除阶段"，免疫系统识别肿瘤细胞表面的特异性抗原，破坏机体潜在的肿瘤细胞，被称为免疫监视；第二阶段是"均衡阶段"，肿瘤细胞未被完全消除，该阶段肿瘤细胞在免疫系统的作用下发生变异或突变而得以存活；第三阶段是"逃逸阶段"，肿瘤细胞突变，通过改变组织相容性复合体，肿瘤相关抗原表达低下，诱导T细胞凋亡，增加调节性T细胞或产生髓源性抑制细胞等来逃逸机体免疫监视，抑制免疫应答。

　　肿瘤的免疫治疗是通过修复和增强机体免疫系统的功能，控制和杀伤肿瘤细胞来抗击肿瘤的一种疗法，主要分为主动免疫治疗和被动免疫治疗。前者是指利用肿瘤抗原的免疫原性，采用各种有效的免疫手段使宿主免疫系统产生针对肿瘤抗原的抗肿瘤免疫应答；而被动免疫治疗是给予机体输注外源性的免疫效应物质，包括抗体、细胞因子、免疫效应细胞等，由这些外源性的免疫效应物质在宿主体内发挥抗肿瘤作用。

2018 年诺贝尔生物医学奖颁发给癌症的免疫疗法，将免疫治疗推向新的高潮。许多临床试验发现，免疫治疗在肺癌综合治疗方面的地位逐渐提高，未来精准免疫疗法，将发挥更重要的作用。

肺癌的免疫疗法大体可以分为肿瘤疫苗、细胞及细胞因子疗法，以及免疫检查点抑制剂（checkpoint inhibitor）。

30. 免疫检查点抑制剂

免疫检查点（checkpoint）是免疫细胞上的一个重要"开关"，在维持免疫系统平衡，负向调控免疫应答方面，是造成肿瘤免疫逃逸的重要"帮手"。利用免疫检查点抑制剂，通过调节 T 细胞与抗原呈递细胞（antigen presenting cell，APC）及肿瘤细胞间的相互作用，帮助患者解除受抑制的免疫应答，调节免疫应答持续时间，是目前最有前景的一种治疗癌症的方法。现已发现数个蛋白靶点，通过抑制相应靶点解除 T 细胞的抑制状态，其中较受关注的是程序性细胞死亡（programmed death，PD）-1 和细胞毒 T 淋巴细胞相关抗原 4（cytotoxic T-lymphocyte associated antigen-4，CTLA-4），且发现了作用于此类靶点的抗体，其通过激活免疫系统来对抗肿瘤细胞。

PD-1 属于抑制性共刺激分子，表达在活化的 T 细胞，其受体表达在肿瘤细胞及肿瘤微环境的基质细胞，两者结合后可诱发

T 细胞功能的抑制而诱导免疫逃逸。也就是说，PD-1 是一种在 T 细胞被诱导后（成熟 T 细胞）表达的蛋白，其配体包括 PD-L1 及 PD-L2，其中 PD-L1 主要表达在肿瘤细胞，PD-L1 与 PD-1 结合促使 ITSM 结构域中的酪氨酸磷酸化，引起下游 PI3K 及 Syk 的级联去磷酸化，进而抑制下游 ERK 及 AKT 等通路活化，抑制 T 细胞活化所需的细胞因子和基因转录翻译，达到负向调节 T 细胞活性的作用。

而 CTLA-4 则是从 T 细胞活化前开始发挥作用，CTLA-4 是 CD4+ 或 CD8+T 细胞表面存在的免疫球蛋白，Walunas 等学者曾发现使用特异性抗体抑制 CTLA-4 可促进 T 细胞增殖与活化。

目前主要研究的两个检查点抑制剂为 PD-1 抗体和 PD-L1 抗体，通过逆转 T 细胞的消耗而达到抗肿瘤的目的，且 PD-1 抗体可单独用于治疗 NSCLC，但 CTLA-4 抑制剂不同，它需要与化学疗法联合应用。

目前，全球上市的免疫检查点抑制剂 PD-1 或 PD-L1 抑制剂共 5 种，分别是

· O 药：Opdivo（纳武单抗，Nivolumab）。

· K 药：Keytruda（派姆单抗，Pembrolizumab）。

· T 药：Tecentriq（阿特珠单抗，Atezolizumab）。

· I 药：Imfinzi（德瓦鲁单抗，Durvalumab）。

· B 药：Bavencio（Avelumab）。

CTLA-4 仅 1 个，是 yervoy（伊匹单抗，ipilimumab）。

（1）PD-1 通路

纳武利尤单抗与帕博丽珠单抗是一种人源化拮抗 PD-1 的 IgG4 抗体。

①纳武利尤单抗 -OPDIVO（O 药）

纳武利尤单抗作为第一个 PD-1 抗体于 2014 年在日本和美国被批准上市，2018 年 6 月也获中国国家药品监督局批准上市。

适应证：批准用于治疗晚期转移性鳞状 NSCLC 患者，适用于以铂类为基础化疗或化疗后疾病出现恶化的患者。CFDA 批准用于治疗 *EGFR* 基因突变阴性和间变性淋巴瘤激酶（ALK）阴性、既往接受过含铂方案化疗后疾病进展或不可耐受的局部晚期或转移性 NSCLC 成人患者。

2018 年 6 月 15 日，国家药品监督管理局正式批准 PD-1 单抗纳武利尤单抗在中国上市，用于 EGFR/ALK 阴性的 NSCLC 二线治疗。本次获批是基于吴一龙教授牵头的 Checkmate-078 研究，在以中国为主的东亚人群中探索纳武利尤单抗与多西他赛相比，结果显示，使用纳武利尤单抗生存获益显著，与化疗相比 ORR 为 17% vs 4%，mPFS 均为 2.8 个月，mOS 为 12 个月 vs 9.6 个月，降低死亡风险 32%。无论 PD-L1 表达与否，所有鳞癌和非鳞癌患者均能获益。

纳武利尤单抗 + 含铂化疗优于单纯化疗治疗 PD-L1 < 1% 的 NSCLC 患者。在 2018 年 ASCO 大会上公布了 CheckMate-227Ib 的研究结果，纳入 550 例初治的、PD-L1 < 1%、没有 EGFR/

ALK 敏感突变的晚期 NSCLC，按 1∶1∶1 随机分配至纳武利尤单 + 伊匹木单抗（$n=187$）、纳武利尤单 + 化疗（$n=177$）或单纯化疗组（$n=186$）。主要观察三组治疗方案在未经治疗的 NSCLC 患者疗效对比，以及根据肿瘤突变负荷（TMB）状态进行分层的亚组分析。结果显示，与化疗组相比，纳武利尤单 + 化疗组的 ORR、缓解持续时间（DOR）、PFS 及 1 年 PFS 率均有优势。而纳武利尤单抗 + 伊匹木单抗组的 ORR 为 25.1%，低于纳武利尤单 + 化疗组的 36.7%，但 DOR 长达 18.0 个月，PFS 为 4.4 个月，1 年 PFS 率为 29%。

同时分析 TMB 的变化。在 TMB < 10mut/Mb 的人群中，三组的 1 年 PFS 率和 ORR 均无统计学差异；但在 TMB ≥ 10mut/Mb 的人群中，纳武利尤单抗 + 伊匹木单抗组的 1 年 PFS 率为 45%，纳武利尤单抗 + 化疗组为 27%，显著长于化疗组的 8%。提示 TMB 也许可以作为 IO 联合化疗进行人群筛选的生物标志物。

②帕博丽珠单抗 -Keytruda（K 药）

帕博丽珠单抗（Pembrolizumab）作为 PD-1 的另一种人源化单抗也广泛应用于临床，帕博丽珠单抗是第二个显著优于标准单药化疗的检查点抑制剂。

适应证：用于表达 PD-L1、含铂方案治疗后进展的转移性非小细胞肺癌；晚期（转移性）NSCLC，特别是有 PD-L1 表达的人群 [肿瘤比例评分（tumorproportionscores，TPS）≥ 1%]，同时在高表达人群中（TPS ≥ 50%）其疗效显著优于 TPS ≥ 1% 的人群。

已有的免疫联合化疗药物中，针对鳞癌患者大多选择白蛋白紫杉醇，对于腺癌患者则偏向培美曲塞。研究显示，相比于安慰剂联合化疗，帕博丽珠单抗联合卡铂紫杉醇或白蛋白紫杉醇化疗可以显著提高患者的 ORR，延长患者 PFS 和 OS。患者的 TPS 评分均可以从派姆单抗联合化疗中获益，PD-L1 表达高的患者获益越明显。FDA 于 2018 年 10 月 30 日正式批准帕博丽珠单抗联合卡铂紫杉醇或白蛋白紫杉醇化疗用于晚期鳞状 NSCLC 一线治疗，且不需考虑 PD-L1 表达水平。

帕博利珠单抗单药二线治疗 PD-L1 ≥ 1% 晚期 SCLC 疗效可期。KEYNOTE-158：在 107 例既往治疗失败或进展或对标准治疗不耐受的 SCLC 患者中，PD-L1 阳性 42 例（39%），PD-L1 阴性 50 例（47%）。中位随访 10.1 个月。结果显示，整体人群 ORR 为 18.7%，其中 PD-L1 阳性患者 mOS 为 14.9 个月，ORR 为 35.7%，阴性患者 mOS 为 5.9 个月，ORR 为 6%，安全性与其他瘤种治疗情况相当，主要包括疲劳、瘙痒、甲减、食欲下降、恶心等。该项研究证实了帕博丽珠单抗在治疗晚期 SCLC 患者中表现出理想的抗肿瘤活性和持久反应，尤其在 PD-L ≥ 1% 的患者中疗效更为显著。

2018 年 12 月初，默沙东在 BioPharma Dive 网站上被评为 2018 年度最佳制药公司，理由是派姆单抗已成为肿瘤免疫疗法类别中最畅销的药物。12 月 26 日，EvaluatePharma 发布 2018 年全球药企销售额及预测涨幅数据，派姆单抗在 2019 年的预期销售增加了 21 亿美元，将达到 93 亿美元，默沙东也因此赢得了全球药品销售前景榜单的第一名。华尔街分析师普遍预计，2022 年派姆单抗全球销售额将超过 130 亿美元。

（2）PD-L1 通路

PD-L1 是 PD-1 的配体，可在多种上皮细胞和造血细胞中表达。在肿瘤微环境中，PD-1/PD-L1 信号通路激活可使 T 细胞免疫效应降低，介导肿瘤免疫逃逸，促进肿瘤生长。约半数的 NSCLC 患者可表达 PD-L1，其抑制 T 细胞功能及促进肿瘤细胞免疫逃逸，提示预后较差。PD-L1 已被发现在辅助性细胞中表达，对肿瘤的免疫治疗有一定作用。Atezolizumab 及 Durvalumab 是人源化拮抗 PD-L1 的 IgG1 抗体。

①阿特珠单抗 -Tecentriq（T 药）

适应证：2016 年 10 月被 FDA 批准用于二线治疗转移性非小细胞肺癌适应患者包括经过铂化疗期间或之后疾病以后有所恶化进展，具有 *EGFR* 或 *ALK* 基因异常，经其他靶向治疗后无效的患者。Atezolizumab 联合化疗可降低晚期鳞癌的疾病进展或死亡风险。

2018 年 ASCO 大会报道了 IMpower131 中 B 组和 C 组两组对比的相关结果。中位随访 17.1 个月，结果显示，B 组对比 C 组显示出 mPFS 明显获益（6.3 个月 *vs* 5.6 个月），1 年 PFS 率为

24.7% *vs* 12%，疾病进展风险降低 29%。整体分析，PD-L1 阳性患者 mPFS 优于表达阴性患者，高表达者为 10.1 个月，低表达者为 6 个月，表达阴性者仅为 5.7 个月。12 个月时两组 OS 率基本相同，但在 24 个月时，两组曲线开始拉开，OS 率为 31.9% *vs* 24.1%，显示出联合免疫治疗的疗效呈现持续作用。分层分析发现，PD-L1 高表达患者 mOS 长达 23.6 个月，低表达及表达阴性患者则分别为 12.4 个月和 13.8 个月。

ORR 方面，PD-L1 的表达水平仍是决定 ORR 提升程度的主要因素，高表达患者可达到 60%，同时 mDOR 长达 18.7 个月，意味着 PD-L1 高表达患者，不仅一线治疗的有效率最高，且一旦有效，则可获得较长时间的持续缓解时间。

2018 年 WCLC 大会报道了 Atezolizumab+ 依托泊苷 + 卡铂对比化疗的随机双盲对照Ⅲ期研究结果。研究共纳入 403 例既往未接受过治疗的广泛期小细胞肺癌（SCLC）患者，1∶1 随机分配至 Atezolizumab 联合化疗组或安慰剂联合化疗组，诱导治疗 4 周期（q3w）后 Atezo 或安慰剂维持治疗，直至疾病进展。中位随访 13.9 个月后，主要终点分析显示，试验组比对照组 mOS 为 12.3 个月 *vs* 10.3 个月（*P*=0.0069），12 个月 OS 率为 51.7% *vs* 38.2%，mPFS 为 5.2 个月 *vs* 4.3 个月（*P*=0.017），12 个月 PFS 12.6% *vs* 5.4%。

2019 的 NCCN 最新指南更新，针对广泛期 SCLC，推荐 4 周期的 Atezolizumab 联合卡铂和依托泊苷治疗后 Atezolizumab 的维持治疗。

PD-L1 抑制剂 Atezolizumab 通过阻断 PD-L1 恢复免疫系统的抗肿瘤作用，而贝伐珠单抗通过阻断 VEGF 的免疫抑制作用并促进 T 细胞在肿瘤组织中的浸润从而提高 Atezolizumab 的疗效。

IMpower150 研究证实，Atezolizumab 联合紫杉醇 + 卡铂 + 贝伐珠单抗的四药"豪华"方案，较含铂双药化疗 + 贝伐珠单抗的三药方案，显著延长了患者的 mPFS 及 mOS，达到了研究终点，四药组的 mOS 是 19.8 个月，三药组的 mOS 是 14.9 个月。无论患者 PD-L1 表达状态如何，以及对于有 EGFR/ALK 阳性的非鳞 NSCLC 患者，这一新的组合方案均可让患者获益。

目前 TKO 组合几乎以压倒性的优势占据免疫治疗市场。

②德瓦鲁单抗（Durvalumab）是另一种 PD-L1 的人源 IgG1 单克隆抗体。

美国 FDA 于 2018 年 2 月批准了 Durvalumab 用于放、化疗后未进展的Ⅲ期不可切除 NSCLC 患者，以降低患者出现疾病进展或死亡的风险。

在有关 Durvalumab 的 PACIFC 研究中，确立了同期放化疗 +Durvalumab 辅助治疗在局部晚期 NSCLC 的标准治疗地位。

2018 年 ESMO 大会上更新了该项研究的总生存数据。研究共入组 709 例接受了标准含铂方案同步放化疗后，未发生疾病进展的无法手术切除的局晚期（Ⅲ期）NSCLC 患者，按 2∶1 随机分配接受 durvalumab 组（473 例）或安慰剂组（236 例）。

中位随访 25.2 个月，Durvalumab 对比安慰剂组，24 个月生存率为 66.3% *vs* 55.6%（*HR*=0.68），mOS 为无效 *vs* 28.7 个月，mPFS 为 17.2 个月 *vs* 5.6 个月，ORR 为 28.4% *vs* 16%，中位死亡时间或远处转移时间分别为 28.3 个月 *vs* 16.2 个月，死亡风险降低了 32%。

同时亚组分析显示，且不论患者的 PD-L1 表达水平如何，与标准疗法相比，无论化疗类型、放疗剂量、放疗后至随机化的时间如何，Durvalumab 的 PFS 和 OS 均一致性获益，ORR 和 TTDM 均有改善。

抗 PD-L1 抗体 Durvalumab 和抗 CTLA-4 抗体 Tremelimumab 联合可能为 PD-L1 阳性肿瘤患者提供益处。

（3）CTLA-4 的阻断

CTLA-4 抑制剂是最早的免疫检查点抑制剂，应用于临床中具有代表性的为依普利单抗（Ipilimumab）及曲美力单抗（Tremelimumab）。

依普利单抗是针对 CTLA-4 的一种单克隆抗体。正常情况下 T 细胞激活后可表达 CTLA-4，后者与同样表达 T 细胞表面的 CD28 分子竞争性结合位于抗原呈递细胞（antigen presenting cells，APC）表面的 B7 家族免疫分子，从而抑制 B7 家族分子与 CD28 的结合效率，进而影响 T 细胞的活化，最终降低细胞毒性 T 细胞的肿瘤杀伤效力。依普利单抗可通过阻断 CTLA-4 与其配体 B7 分子的结合，从而可以促进 T 淋巴细胞的活化与增殖，达到提高机体对肿瘤的细胞免疫和体液免疫反应的抗瘤作用。多项研究显示，依普利单抗联合化疗可有效提高为免疫相关无疾病进展生存期（irPFS）和PFS。

Tremelimemab是一种抑制CTLA-4受体的IgG2型单克隆抗体，在一项Ⅱ期临床试验研究中显示，Tremelimemab未能有效延长患者的生存期，仍有待进一步研究，或可成为未来联合治疗方案之一。Ipilimumab与Tremelimemab阻断CTLA-4与CD80 / CD86结合，从而促进T细胞活化和增殖，使肿瘤消退，虽然单独应用CTLA-4抑制剂在NSCLC中的疗效并不理想，但可将CTLA-4与其他检查点抑制剂联合应用。在Ⅱ期临床研究中，Ipilimumab联合化疗对于晚期NSCLC患者的无进展生存期改善并不明显，因此将CTLA-4与PD-1/PD-L1联合应用的初期试验亦在开展中。

（4）免疫治疗生物标志物探索

生物标志物有助于肺癌免疫治疗筛选获益人群，但目前临床缺乏特异指标，与疗效的相关性并不高

① PD-L1：2019年NCCN指南建议在晚期初治的NSCLC的治疗分组时，除了进行基因检测（*EGFR*、*ALK*、*ROS1*、*BRAF*）外，PD-L1检测推荐力度从2A级升至1级，研究表明PD-L1的表达能有效的预测Pembrolizumab在肺癌治疗中获益的人群。

但PD-L1的表达对于NSCLC的免疫治疗疗效的预测仍然是

一个不完美的标志物。

②肿瘤突变负荷（tumor mutation burden，TMB）是通过基因检测体细胞基因编码错误、碱基替换、基因插入或缺失错误的总数，定量反映肿瘤细胞携带的突变总数。

美国纪念斯隆 – 凯特琳癌症中心（简称 MSKCC）的研究人员发现 TMB 是可以预测哪些患者最适合采用免疫检查点抑制剂治疗。研究人员在众多类型的癌症中发现一个普遍现象：癌细胞的突变水平越高，患者接受检查点抑制剂治疗后的生存率越高。

而最新发布的 2019 NCCN 指南新增 TMB 用于识别适合接受"Nivolumab+ Ipilimumab"双药联合免疫治疗 和 "Nivolumab"单药免疫治疗的肺癌患者。

目前 TMB 最大的短板在于无法标准化。TMB 检测金标准是 WES 测序（全外显子组测序技术），对 ≥ 30Mb 的 CDS 区域（蛋白质编码区，外显子）序列中的突变数量进行统计分析与计算。更好的方法正在探索中。

PD-L1 和 TMB 是两个相对独立的疗效预测标志物，是否可以联合使用来预测疗效也是一个重要的问题。

有趣的是，近年来将对检查点免疫疗法起反应的称为"热"肿瘤，可能被 T 细胞识别和渗透；而对免疫疗法有抗性的称为"冷"肿瘤，亟待开发针对"冷"肿瘤的更有效的策略。耶鲁大学的 CRI 调查员 Susan Kaech 博士揭示了一种潜在的有希望的方法，涉及通过 CD40 和 CSF-1R 途径靶向巨噬细胞。这种激活

CD40 途径和抑制 CSF-1R 的双重治疗能够减少免疫抑制巨噬细胞的数量并增加抗肿瘤炎性巨噬细胞的数量，从而能够将"冷"肿瘤转化为"热"肿瘤，增强 T 细胞活性和肿瘤消除。这种方法还可能与检查点免疫疗法相结合，甚至可以进一步提高 T 细胞攻击癌细胞的能力。

许多研究表明，癌细胞可以使用 CD47 来保护自己免受巨噬细胞的吞噬。美国斯坦福大学的 Roy Maute 和 Irving Weissman 的研究提示，MHC1 复合物的 β2- 微球蛋白成分可被癌细胞用于同样的目的。此外，他们的研究还表明，破坏 MHC1（癌细胞）和 LILRB1（巨噬细胞）之间的相互作用能够增强巨噬细胞介导的吞噬作用，并能更有效地消除癌细胞。这种巨噬细胞靶向方法与现有的增强 T 细胞抗癌活性的免疫疗法相结合也具有很大的潜力。

著名华人科学家陈列平教授领导的团队发现了另一个不同于 PD-1/PD-L1 通路的肿瘤免疫逃逸机制：T 细胞的另一个免疫检查点受体——LAG-3（淋巴细胞活化基因 3）是免疫细胞的另一个"刹车"分子，它能抑制 T 细胞的增殖、活化和效应功能，维持体内的免疫稳态。动物实验证明了肿瘤能通过纤维蛋白样蛋白 1（FGL1）激活 T 细胞的 LAG-3 受体，抑制 T 细胞，实现免疫逃逸。临床上也发现 NSCLC 患者 FGL1 蛋白的表达确实是上调的。当 NSCLC 患者接受 PD-（L）1 抑制剂时血清中 FGL1 蛋白含量高的患者治疗效果更差，生存期更短。这表明 FGL1 蛋白水平或许可以作为预测 PD-（L）1 抑制剂治疗效果的生物标志物，FGL1 是一种独立于 MHC-II 的 LAG-3 的主要功能配体，揭示了一种新的免疫逃避机制。这可能预示着一种新的抗癌策略：将这两条通路同时抑制，或许可以弥补 PD-（L）1 抑制剂治疗效果不佳的缺陷。

③微卫星不稳定（microsatellite instability，MSI）：Pembrolizumab 对微卫星高度不稳定（microsatellite instability-H，MSI-H）/ 错配修复缺陷（dMMR）的肺癌患者有效。

一项多中心回顾性研究显示，接受过 PD-1/ PD-L1 抑制剂治疗的 NSCLC 患者有 13.8% 在 6 个月内发生了超进展，而接受单药化疗的患者中只有 5.1% 发生了超进展。超进展出现后使 OS 迅速缩短，超进展可能与转移病灶数相关，往往预后不良，关于超进展的机制还需要继续探索。

31. 肺癌疫苗

肿瘤疫苗是将肿瘤抗原和某些类型的佐剂整合在一起，导入患者体内，克服肿瘤引起的免疫抑制状态，增强免疫原性，激活患者自身的免疫系统，诱导机体细胞免疫和体液免疫应答，从而达到控制或清除肿瘤的目的，是一种主动免疫治疗方法。肿瘤相关抗原包括自体瘤细胞、异体瘤细胞、特定的蛋白质或特异性肽表位。

目前已知的肿瘤疫苗包括全细胞疫苗、肿瘤多肽疫苗、基因工程疫苗和抗体肿瘤疫苗。自体瘤苗是一种特异性肿瘤抗原，更适于肺癌的疫苗治疗策略。

疫苗接种计划包括在最初几周内反复接种疫苗，然后在随后的临床访问中给予支持治疗，需要多次接种才能产生持久的 T 细胞应答。足够的抗肿瘤反应需要 2～5 次接种。

（1）GM-CSF 自体瘤细胞（GVAX）：在许多前临床试验证实基因修饰的分泌免疫调节性细胞因子的自体肿瘤细胞能诱导抗肿瘤免疫。这些调节性细胞因子中，GM-CSF 被证明是诱导抗肿瘤免疫最有效能的一种。早期的临床试验发现，NSCLC 患者应用分泌 GM-CSF 自体瘤细胞获得了令人鼓舞的初步结果。

（2）Belagenpumatucel-L 疫苗：是治疗、基因修饰、异基因细胞疫苗。由 4 个 NSCLC 细胞株（2 个腺癌、1 个大细胞癌和 1 个鳞癌）组成，由转化生长因子 β2（TGF-β2）反义质粒转染，然后扩大，该疫苗由 CTL 反应增强导致 TGF-β2 mRNA 表达的肿瘤细胞产生抑制免疫反应的激活来抑制 NSCLC。Belagenpumatucel-L 是治疗性疫苗，主要用于初始治疗后的维持治疗。一项随机、双盲、安慰剂对照的Ⅲ期试验，纳入 270 例 Belagenpumatucel-L 组患者和 262 例安慰剂组患者。结果表明，Belagenpumatucel-L 对中位生存期及无进展生存期无明显影响，但耐受性良好，无严重安全问题，对于癌症的维持性治疗非常有利。

（3）靶向黏蛋白 1（MUC1）的脂质体疫苗：MUC1 是一种

糖蛋白，通常在肺、胃、肠、眼和其他器官上皮细胞表面表达；在肺癌中可过度表达，60%～70%的 NSCLC 表达 MUC1 抗原。MUC1 可促进肿瘤细胞生长、存活和转移，其在细胞表面高表达，释放的胞外结构域具有免疫抑制特性及抗粘连活性，可防止细胞黏附及促进转移。许多因素使 MUC1 成为免疫治疗的良好靶点，包括高水平的细胞表面表达、表面抗原和异常糖基化。

在 NSCLC 中针对靶向 MUC1，已有两种产品：

① Tecemotide（L-BLP25），该冻干脂质体产品组合是 1 个含 25 个氨基酸的肽（BLP-25），单磷酰脂质 A（MPL）和 3 种脂类，是靶向 MUC1 核心肽的多肽疫苗。在一项Ⅲ期临床试验中证实，Tecemotide 对中位生存期无影响，而接受同步放化疗时，可显著延长中位生存期。

② 另一种疫苗 TG4010，基于 1 个重组改良型痘苗病毒安卡拉株（MVA），是一种靶向 MUC1 的重组病毒疫苗，同时编码白介素 2（IL-2），目的在于克服肿瘤相关 MUC1 对 T 细胞反应的抑制作用。临床试验结果显示，TG4010 联合一线化疗的晚期非小细胞肺癌患者，6 个月无进展生存率为 43.2%，超过 40% 的目标，生活质量也不下降，还可显著改善中位无进展生存期。

（4）CIMAvax-EGF：是表皮生长因子（EGF）和来自脑膜炎奈瑟菌的 P64K 重组蛋白进行化学共轭所形成的化合物。在肿瘤细胞中 EGFR 的过表达与增殖失控、血管生成、抗凋亡信号、转移、侵袭相关。EGFR 及其下游递质已被确定为重要的治疗目标。

CIMAvax-EGF 由古巴独立开发制备，其临床研究始于 1995 年哈瓦那的医学外科研究中心，迄今为止共有超过 1500 例晚期癌症患者参与了该疫苗的试验。CIMAvax-EGF 已被批准为 Ⅲ B/ Ⅳ 期非小细胞肺癌患者维持治疗的药物。

在一项多中心的Ⅲ期临床试验中，405 例 NSCLC 患者在接受 4 ～ 6 周期的化疗后，按照 2 ∶ 1 随机分为疫苗组（2 个三角肌和 2 个臀部，每 2 周注射 1 次，前 4 次为诱导期，之后为每月 1 次的维持期，接种前 72 小时给予低剂量环磷酰胺）和对照组（最佳支持治疗）。主要终点是总生存期，而次要终点是血清 EGF 浓度、免疫原性和安全性的评估。结果显示，CIMAvax-EGF 在高 EGF 浓度患者的总体生存时间和培美曲塞、多西紫杉醇或厄洛替尼的维持治疗相当：疫苗组的平均生存期为 10.8 个月，5 年生存率为 14.4%，良好的抗体应答者（GAR）平均生存期为 14.9 个月；对照组为 8.9 个月，5 年生存率为 7.9%，生存差异显著。其中，接受 4 次以上注射者中位生存期为 12.4 个月，而只注射 1 次者仅有 9.4 个月。疫苗组出现的高抗 EGF 抗体滴度，主要为 IgG3 和 IgG4。同时指出血清 EGF 高低可作为预测 CIMAvax-EGF 功效的生物标志物，高 EGF 水平（> 870 pg/ml）可能是 NSCLC 患者不良预后因素。其他免疫标志物如 CD4 +、CD19 +、CD8 +、CD28– 计数、CD4/CD8 比例也与生存率改善相关。

多项临床试验证明，CIMAvaxEGF 疫苗长期接种非常安全，不良反应小，还可明显延长中位生存期。

（5）Racotumomab：是靶向 GM3 神经节苷脂（GM3 ganglioside，NeuGcGM3）肿瘤相关的抗独特型疫苗，原名 1E10。NeuGcGM3 是在细胞外膜发现的鞘糖脂家族，参与细胞信号传导、免疫反应的调节及癌症的发展。NeuGcGM3 被称为是人类 NSCLC 的肿瘤抗原，可用于中晚期肺癌潜在的主动免疫治疗。临床试验表明，Racotumomab 能延长中位生存期及中位无进展生存期，且安全性高。

32. 细胞因子治疗

重组细胞因子类，尤其是重组 人 IL-2 是第一个在 NSCLC 患者中研究的免疫治疗剂，IL-2 是 T 细胞生长因子，能够通过活化 T 细胞刺激抗肿瘤免疫反应。

33. 过继细胞免疫治疗

过继细胞免疫是将致敏淋巴细胞（具有特异免疫力）或致敏淋巴细胞的产物（转移因子和免疫核糖核酸等）应用于细胞免疫功能低下的肿瘤患者中，使其获得抗肿瘤免疫。该治疗方法的关键在于筛选具有肿瘤特异性杀伤作用的效应细胞，对靶细胞（即肿瘤细胞）产生致命的杀伤力。现阶段过继免疫治疗主要应用有淋巴因子激活的杀伤细胞、树突状细胞（DC）、肿瘤浸润淋巴细胞（TIC）、自然杀伤细胞（NK）、细胞因子诱导的杀伤细胞（cytokine-induced killer，CIK）、细胞毒 T 淋巴细胞等。

目前免疫治疗联合消融治疗、化疗、分子靶向治疗和其他疫苗等方法是肺癌治疗的可行方案，但仍需今后的不断探索，并且寻找更多有益的免疫调控剂，为肺癌患者提供更多的治疗选择。

总之，肺癌免疫治疗进展迅速，很多治疗项目已经在临床开展，无论从主动免疫或过继免疫角度，均有一定的研究进行，部分研究显示出良好的疗效，预示了免疫治疗在肺癌综合治疗中诱人的前景。特别是近几年国产各种免疫药物如雨后春笋，蓬勃发展，为肺癌免疫治疗增添了无限活力，未来国产药将占领大半个市场，为人类做出巨大贡献。

类器官培养在肺癌靶向治疗中的应用

34. 类器官定义

类器官（Organoids）就是一种 3D（三维）细胞培养系统，又称培养皿中的微器官，其与体内的来源组织或器官高度相似。这些 3D 系统可复制出已分化组织的复杂空间形态，并能够表现出细胞与细胞、细胞与基质之间的相互作用。理想状态下，类器官与体内分化的组织具有相似的生理反应。这不同于传统的 2D（二维）细胞培养模型，后者在物理、分子和生理学等特性上通常与来源组织的相似性很低。早在 40 多年前已有三维（3D）类器官模型的建立，但临床应用极少，这是因为早期的类器官模型需要大量起始细胞、不适应高通量筛选且体外活力较低。近年来随着多能干细胞、祖细胞分离技术的提高，已能研发出高重复性、寿命长的类器官。

Lancaster 等将类器官定义为："器官特异性细胞的集合，这些细胞从干细胞或器官祖细胞发育而来，并能以与体内相似的方式经细胞分序（cell sorting out）和空间限制性的系别分化而实现自我组建"。因此，类器官应该具有和器官一样的某些特征：

（1）必须包含一种以上与来源器官相同的细胞类型；

（2）应该表现出来源器官所特有的一些功能；

（3）细胞的组织方式应当与来源器官相似。

2009年，Hans Clevers 等用来源于小鼠肠道的成体干细胞培育出首个微型肠道（mini-guts）类器官。后来，又扩展到人上皮类器官的培养上。这些类器官细胞团块小到没有血液供应仍能存活，然而又足够大和复杂，可以从中获得组织和整体器官的发育和生理学方面的一些信息。

35. 类器官培养方法

类器官制备的典型方法首先要分离出胚胎或多能干细胞，然后将它们培养在一个支持介质（如基质胶 Matrigel）上，使其能够三维生长。

不同类器官的培养有不同的方法，现已在胃肠、脑、肾、视神经等培养出类器官的一些实例，并应用于临床。

36. 胃肠道类器官

过去，对于胃肠道（GUSTROINESTINAL，GI）的基础医学研究，完全依靠动物模型和肿瘤细胞系，然而后者与人体生理学的相关性非常有限，因此从人类细胞获得 GI 类器官具有非常重要的意义。

小肠的上皮层由纤细、微小的突起，即肠绒毛组成。绒毛的基部有称为隐窝（crypts）的龛状结构，这里是负责肠黏膜持续更新的小肠干细胞的栖息地。在最初培育小鼠小肠类器官时，培养基中添加了 EGF、R-spondin-1 和 Noggin 等生长因子。后来发现，培养小鼠结肠类器官时，除上述 3 种生长因子外，还需添加 Wnt-3A。对人类小肠及结肠类器官的研究表明，除了上面所提到的 4 种生长因子（EGF、R-spondin-1、Noggin 和 Wnt3A）外，还需要加入 p38 MAP 激酶抑制剂（SB 202190）和 TGF-β 抑制剂（A-83-01）。

最近的研究显示，从人胚胎干细胞（ESCs）或诱导多能干细胞（iPSCs）在体外培育得到的人小肠类器官（HIO）移植入体内后可形成有功能的成熟小肠组织。为诱导形成定向内胚层（definitive endod，erm DE），人 ESCs 或 iPSCs 需先用含 Activin A 的培养基培养，然后在含 Activin A、FGF-4 和 GSK3 抑制剂（CHIR99021）的培养基中培养形成球状体（spheroids）。这些球状体随后被放置在 Matrigel 中，并用添加了 EGF 和 Noggin 的小肠生长培养基维持培养，即可产生上述的 HIO。最后，研究人员将 HIO 移植到免疫缺陷小鼠的体内进行观察。

37. 肝脏类器官

肝的发育涉及到来自内胚层和中胚层组织之间复杂的相

互作用。肝脏最初起源于内胚层中前肠上皮细胞发育而来的肝芽结构，肝芽来源的肝母细胞形成肝细胞和胆管上皮细胞，而肝脏成纤维细胞和星状细胞是由附近的中胚层来源的间质（mesenchyme）分化而来。

最近建立了一种培育人类肝芽样组织的方法，使用三种细胞群体的混合物，模拟了肝发育早期的三个细胞系别，即人多能干细胞（iPSC）来源的肝细胞、人间充质干细胞和人内皮细胞。进行内胚层分化时，将人 iPSCs 接种于包被有 Matrigel 的培养皿中，加入含 Activin A 的培养基进行培养。iPSCs 来源的内胚层细胞随后用含人 FGF-basic 和 BMP4 的培养基培养，以制备肝内胚层细胞，即 iPSC-HEs。iPSC-HEs 然后与基质细胞 [包括人脐静脉内皮细胞（HUVECs）] 和人间充质干细胞（MSCs）共培养。这些细胞当以高密度与一层 Matrigel 混合后会自发形成三维肝芽。将这些肝芽移植入小鼠体内后会有血管生成，并呈现出肝脏所特有的功能，移植鼠在药物诱导的致死性肝衰竭模型中可以存活。

38. 肾脏类器官

肾脏是中断中胚层（intermediate mesoderm，IM）通过 IM 来源的后肾间质（metanephric mesenchyme，MM）和成形的输尿管芽（ureteric bud，UB）相互作用分化而成。MM 来源的肾祖细胞是肾单位的前体，而 IM 自身则源于后部原条（posterior primitive streak）。

39. 类器官的治疗潜力

未来类器官的研究将主要集中于疾病模型，如发育障碍、遗传疾病、癌症和退行性疾病等。使用患者的 iPSCs 可建立非常有价值的疾病模型，当动物模型短缺时尤为重要。类器官可以实现对药物的药效和毒性进行更有效地检测，因为类器官可直接由人类细胞生成，从而避免了因动物和人类细胞间差异而导致检测结果的不可靠性。类器官的药物测试也可能会极大地减少动物在临床前试验中的使用。在体外构建用于移植的组织和器官是条漫漫长路，希望类器官能使其更进一步。尽管类器官的前景广阔，但仍有很多困难亟待解决，如成熟度不易控制，缺乏血管等。

参考文献

1. Lancaster MA，Knoblich JA.Organogenesis in a dish: modeling development and disease using organoid technologies.Science，2014，345（6194）：1247125.

2. Sato T，Vries RG，Snippert HJ，et al.Single Lgr5 stem cells build crypt-villus structures in vitro without a mesenchymal niche.Nature，2009，459（7244）：262-265.

3. Sato T，Stange DE，Ferrante M，et al.Long-term expansion of epithelial organoids from human colon，adenoma，adenocarcinoma，and Barrett's epithelium.Gastroenterology，2011，141（5）：1762-1772.

4. Wildenberg ME，van den Brink GR.A major advance in ex vivo intestinal organ culture.Gut，2012，61（7）：961-962.

5. Watson CL, Mahe MM, Múnera J, et al.An in vivo model of human small intestine using pluripotent stem cells.Nat Med, 2014, 20 (11): 1310-1314.

6. Lancaster MA, Renner M, Martin CA, et al.Cerebral organoids model human brain development and microcephaly.Nature, 2013, 501 (7467): 373-379.

7. Mariani J, Coppola G, Zhang P, et al.FOXG1-Dependent Dysregulation of GABA/Glutamate Neuron Differentiation in Autism Spectrum Disorders.Cell, 2015, 162 (2): 375-390.

8. Purwada A, Jaiswal MK, Ahn H, et al.Ex vivo engineered immune organoids for controlled germinal center reactions.Biomaterials, 2015, 63:24-34.

9. Zhao R, Duncan SA.Embryonic development of the liver.Hepatology, 2005, 41 (5): 956-967.

10. Takebe T, Sekine K, Enomura M, et al.Vascularized and functional human liver from an iPSC-derived organ bud transplant.Nature, 2013, 499 (7459): 481-484.

11. Heavner W, Pevny L.Eye development and retinogenesis.Cold Spring Harb Perspect Biol. 2012, 4 (12).

12. Nakano T, Ando S, Takata N, et al.Self-formation of optic cups and storable stratified neural retina from human ESCs.Cell Stem Cell, 2012, 10 (6): 771-785.

13. Little MH, McMahon AP.Mammalian kidney development: principles, progress, and projections.Cold Spring Harb Perspect Biol, 2012, 4 (5).

14. Takasato M, Er PX, Becroft M, et al.Directing human embryonic stem cell differentiation towards a renal lineage generates a self-organizing kidney.Nat Cell Biol, 2014, 16 (1): 118-126.

羊膜上皮细胞在肺部疾病中的应用

人羊膜组织主要由上皮细胞层、基底膜、致密层、纤维细胞层、海绵层组成。羊膜上皮细胞来源于上皮细胞层。新分离的人羊膜上皮细胞（hAECs）具有干细胞表面抗原标志，如 SSEA-4、SSEA-3、SOX-2、TRA-1-60、TRA-1-81 等，还可以表达多潜能干细胞特定的转录因子，但是干细胞中的端粒酶基因未表达，因此 hAECs 不能无限增殖，具有非致瘤性的优点，在细胞移植这一点上要比胚胎干细胞更有优越性。在基础领域上研究羊膜上皮细胞不仅具有干细胞特性，而且免疫原性低，可以有效地抑制炎症反应的发生。综上所述，hAECs 来源丰富，无伦理学问题，可分化不同类型细胞，具有干细胞的特性，并且免疫原性极低等优点。在组织再生医学和细胞代替治疗上开辟一条新的研究方向。

有研究显示，将羊膜上皮细胞与单个核细胞或纯化的 T 细胞共培养，可抑制同种异体混合淋巴细胞反应诱导的淋巴细胞增殖，抑制单核细胞分泌细胞因子，从而降低小鼠的炎症反应。在急性肺损伤过程中，间充质干细胞被损伤的肺组织释放促炎因子激活并旁分泌前列腺素 E2、IL-8、可溶性人类白细胞抗原 G5 等细胞因子，从而抑制中性粒细胞、巨噬细胞等免疫细胞的迁移及树突状细胞的成熟，减少 NK 细胞、B 淋巴细胞和 T 淋巴细胞的增殖活化。转化生长因子 β 及前列腺素 E2 还可促进间充质干细胞上调抗炎因子 IL-4、IL-10、IL-13 的表达和下调促炎因子肿瘤坏死因子 α、IL-1β、IL-6、IL-1β 干扰素等的表达，减轻肺泡炎性损伤。Cargnoni 等仅通过输注培养羊膜上皮细胞的上清液来治疗博来霉素诱导的肺纤维化，不需移植羊膜上皮细胞却同样具有治疗作用，这一发现为干细胞的旁分泌免疫调节作用可减轻肺损伤提供了有力证据。但目前羊膜上皮细胞在尘肺的治疗方面报道甚少，因此，进一步确定羊膜上皮细胞在尘肺治疗中的作用，并联合大容量全肺关系术能够为其将来的进一步研究和应用提供可靠的依据。

有研究显示，羊膜上皮细胞与瘢痕成纤维细胞的 Transwell 共培养方法，利用细胞增殖、凋亡检测羊膜上皮细胞对瘢痕成纤维细胞的影响，结果显示说明 hAECs 对 HS 成纤维细胞抑制生长，凋亡较多。通过 RT-PCR 检测瘢痕形成中重要指标，如 TIMP-1、OCT-4、Ⅰ 型胶原等。瘢痕形成原因之一就是 ECM 分泌增加，胶原沉积。而实验证明共培养中 TIMP-1 的表达是明显降低的，胶原降解主要是通过 MMPs 完成，而 TIMP-1 是抑制

MMPs 的，所以 TIMP-1 的降低是抑制瘢痕形成的重要指标之一。

　　应用兔耳增生性瘢痕模型检测羊膜上皮细胞对于瘢痕增生的影响，结果显示，注射羊膜上皮细胞组可以较快地促进创面口愈合，有效抑制兔耳创面瘢痕的形成。取兔耳瘢痕组织进行 HE 染色和激光共聚焦的检测，进一步确定羊膜上皮细胞在抑制瘢痕形成中的作用，为其将来的进一步研究和应用提供可靠的依据。因此，羊膜上皮细胞的应用有可能成为瘢痕预防和治疗的新手段和研究的新领域。

人脐带间充质干细胞的临床应用

2007 年，日本京都大学山中伸弥教授宣布生成了人类诱导多能干细胞（iPS 细胞）。2012 年，他获得了诺贝尔生理学或医学奖，这让他的名声家喻户晓，同时也极大地促进了干细胞的研究和其在临床的应用。

干细胞也被称为源细胞，是一种未充分分化、尚不成熟的细胞，但在一定条件下，具有再生各种组织器官和人体的潜在功能，也被医学界称为"万能细胞"，可分为全能干细胞、多能干细胞和单能干细胞三大类；根据所处的发育阶段，还可分为胚胎干细胞和成体干细胞两大类。

胚胎干细胞是细胞的源头，具有多能或全能性，即具有分化为机体里任何一种组织器官的潜能。在欧洲、美洲等国家或地区，胚胎干细胞的研究受到社会伦理学的制约，因此目前还不适合在临床医疗上应用。

成体干细胞能够长期存活、不断自我繁殖，跨系、跨胚层分化及强大的可塑性等特点，同时还具备"归巢性"，即生物趋向性。其中脐带血干细胞中是最适用于临床医疗的干细胞，可以从脐带血中提取造血干细胞和间充质干细胞。

脐带血干细胞是一种原始细胞，具有趋向性，在人体内会自动聚向有损伤的部位，分化成有用的细胞，从而替代受损细胞，达到治疗效果。所以，脐带血干细胞被称为"生命的种子"，人体所有受损的细胞都可以通过它来修复替代。

脐带间充质细胞（mesenchymal stem cell，MSC）在多种疾病的治疗上有了新的突破。MSC 可调控肺泡巨噬细胞 NF-κB（P65）蛋白入核，减少促炎细胞因子巨噬细胞炎性蛋白 2 的表达，进而减少中性粒细胞浸润起到肺保护作用。研究发现，MSC 可诱导产生一种新型交替激活的巨噬细胞，能够抑制固有免疫和适应性免疫反应。MSC 可促进巨噬细胞向具有抗炎作用的 M2 表型转化，同时 IL-1α、TNF-α、IL-12、IL-17 等炎性因子分泌减少，IL-10、VEGF 等抑炎因子分泌增加；亦有研究表明，脂肪间充质干细胞可抑制 M1 型巨噬细胞的特异性基因的表达，促进 M2 型巨噬细胞特异性基因的表达，并使 M1 型巨噬细胞向 M2 型巨噬细胞转化。此外，亦有研究发现病原学培养以革兰阴性菌和真菌为主，分别占 64.71% 和 25.49%，其中以铜绿假单胞菌最为常见，而人脐带间充质干细胞可能通过分泌抗菌肽 LL-37 和人 β- 防御素 2（HβD-2），对耐亚胺培南铜绿假单胞菌生长起抑制作用。

众所周知，T 细胞是获得性免疫系统中重要的组成部分，在机体特异性免疫应答过程中起重要作用，调节性 T 细胞（Treg）作为调节免疫反应的重要分子，具有抗炎的性质和防止高免疫反应的功能。MSC 可抑制 T 细胞激活和增殖，促进 T 细胞凋亡，抑制其向淋巴结归巢。MSC 不但可抑制 Th1 和 Th17 的分化，还可诱导 Th17 细胞表达 Treg 叉头 / 翼状螺旋转录因子 P3（FoxP3），诱导其向 Treg 细胞分化。MSC 还可通过诱导具有免疫调节作用的单核细胞，间接使 CD4+ T 细胞分化为具有免疫调节功能的 Treg 细胞，进而抑制免疫系统激活。B 细胞是体液免疫系统中的重要细胞，MSC 可以抑制 B 细胞增殖，下调 B 细胞中具有促进 B 细胞发育为浆细胞的转录因子 Blimp-1 表达，阻止其向浆细胞分化，降低 B 细胞抗体分泌水平，同时抑制 B 细胞向淋巴结趋化。

MSC 具有损伤部位的趋化能力，并可促进损伤组织的再生修复。研究发现，MSC 可归巢至肺部，分化为肺泡上皮细胞、肺血管内皮细胞，从而发挥其保护作用；并可修复肺泡上皮细胞、增加肺泡表面活性物质的分泌。上皮细胞具有吸附和活化炎症细胞、清除吸入颗粒物与分泌物等多重功能，可增强气管的抵御能力，减少感染的风险。气管重建后的并发症之一是肉芽组织形成，其是由较差的上皮化导致的，可造成气管狭窄。研究表明 MSC 可分化为上皮细胞，并有助于上皮细胞的成熟、分化与重建。另有研究发现，在气管支架表面种植 MSC 后可分化为软骨细胞。动物模型试验中，局部给予骨髓间充质干细胞可通过减少炎症，改善粘连，促进组织再生，促进支气管残端的愈合；局部给予脂肪干细胞可增加 Sox6、Col2a1 和 Agc1 的表达，进而保护大鼠支气管残端。一定诱导条件下 MSC 可分化为食道平滑肌细胞、上皮细胞，支架表面种植后植入动物体内，可原位支持食道黏膜和肌层的再生。研究发现，骨髓间充质干细胞在平滑肌细胞培养基内培养，随着培养时间的延长，细胞分泌的干细胞因子、转化生长因子等随之增加，而且各平滑肌细胞特异性蛋白的表达也增加，并出现了平滑肌细胞特有的"峰谷"生长特征。

因此，MSC 在呼吸系统疾病中有广阔的应用前景。可用于肺组织的修复，如支气管扩张症，气道瘘（包括气道食道瘘、气道残端瘘、支气管肺瘘等）和肺间质纤维化（包括尘肺）等的治疗。

40. 在气道消化道瘘中的应用

MSC 的诸多作用为气管食管瘘（TEF）的治疗提供了无限的可能性。目前已有多数研究证实了 MSC 治疗克罗恩病肛周瘘的安全性与有效性，而 MSC 在 TEF 动物模型中亦取得了良好的疗效，也有人体试验成功案例的报道。骨髓间充质干细胞与人脐带 MSC 均具有多向分化潜能，但后者增殖能力更强，且具有低抗原性，可异体使用，更易产业化和临床应用。进一步研究人脐带 MSC 治疗 TEF 的机制及疗效，并对其安全性进行探索，有望使 MSC 成为治疗 TEF 的新手段，有效改善 TEF 患者症状、降低治疗成本、缩短住院周期、减少病死率并提高患者的生存质量，取得巨大的经济效益和社会效益。

41. 在支气管扩张症中的应用

支气管扩张症是由于支气管及其周围肺组织慢性化脓性炎症和纤维化，使支气管壁的肌肉和弹性组织破坏，导致支气管变形及持久扩张。主要致病因素为支气管感染、阻塞和牵拉，部分有先天遗传因素。患者多有麻疹、百日咳或支气管肺炎等病史。典型的症状有慢性咳嗽、咳大量脓痰和反复咯血。期望 MSC 能促进肺组织修复，支气管重新塑形，抑制纤维化，利于感染的控制和疾病的康复。

42. 在肺间质纤维化中的应用

干细胞治疗尘肺病是近年来职业病相关研究的新兴方向，多数研究集中于探索 MSC 的疗效和机制。肺脏复杂的结构使 MSC 治疗肺部疾病的研究落后于其他器官，且大多停留在动物实验，缺乏临床数据。MSC 治疗尘肺病仍面临很大挑战，随着基础实验的深入和临床试验的开展，未来将会更加明确 MSC 的疗效和治疗机制。

尘肺病是由于劳动者在职业活动中长期吸入矿物性粉尘并在肺内潴留而引起的以肺组织弥漫性纤维化为主的全身性疾病，间质胶原沉积和矽结节是典型的病理特征。尘肺病是我国法定的职业病，也是目前我国危害最严重、影响范围最广泛的职业病之一，至今仍没有特效治疗方法。即使患者脱离了粉尘接触环境，病情仍会进展和加重，需要终生进行康复治疗。氧化应激是尘肺病的常见损伤，MSC 可减少氧化应激终产物，提升抗氧化应激能力；同时，研究发现 MSC 可归巢至肺部，分化为肺泡上皮细胞、肺血管内皮细胞，从而发挥其保护作用；可修复肺泡上皮细胞、增加肺泡表面活性物质的分泌。MSC 可减少矽结节形成的作用，且其作用随干预时间的提前和干预剂量的适当增加而增强，亦可通过降低肺组织 TGF-β、TNF-α、Ⅰ 型胶原、Ⅲ 型胶原、羟脯氨酸和血清铜蓝蛋白等的水平，发挥抗肺泡炎和早期肺纤维化作用，缓解尘肺病的肺纤维化。

特发性肺间质纤维化（IPF）系指原因不明的下呼吸道弥漫性炎症性疾病。炎症侵犯肺泡壁和临近的肺泡腔，造成肺泡间隔增厚和肺纤维化。复杂的致病因素激发各种细胞活素、组胺、蛋白酶、氧化剂等形成免疫复合物与肺泡巨噬细胞、中性粒细胞、淋巴细胞和成纤维细胞共同聚集于肺间质，形成肺间质炎症，致使肺间质成纤维细胞和过量的胶原蛋白沉积，产生疤痕和肺组织的破坏，终成肺间质纤维化。肺泡上皮细胞和毛细血管内皮细胞，其至小气道和小血管也可受累。此病呈慢性进展性加重，为肺部疾病中的疑难重症。其临床特点有进行性呼吸困难和低氧血症。肺功能受损以限制性通气功能障碍和弥散功能障碍为主。目前尚无有效治疗方法。期望 MSC 能逆转肺纤维化，修复肺泡上皮细胞和血管内皮细胞，改善血供，纠正缺氧。

互联网＋呼吸介入治疗的愿景

在 2018 年的 4 月 25 日，国务院办公厅发布了《关于促进"互联网＋医疗健康"发展的意见》。在上述文件中，提出了关于促进"互联网＋医疗健康"发展的相关意见，提出要健全"互联网＋健康"服务体系，争取打造一个线上线下的包含就医前、就医中和就医后一体化的医疗服务环境。医院间要加强互联网联系，提供真正的资源共享、互相转诊、远程医疗等服务，进而实现打造分级诊断治疗的体系。还要建立居民电子健康档案，要推动"互联网＋"家庭医师服务的发展。完善"互联网＋"药品的保障体系。加强"互联网＋"医学教育服务。提供在线课程，对边远地区实施远程教育进行推广。推动"互联网＋"人工智能服务，促进医疗产业的升级。加强资源的整合。

要完善"互联网＋医疗健康"支撑体系，加快实现医疗健康信息互通共享。各部门要协调推进全民健康信息平台建设，实现数据共享。加快基础资源信息数据库的建设，整合各类资源，提升医院管理效率。健全在互联网基础上的分级诊断信息系统，推动各类医院实现信息共享及使用，支持边远山区的基层医疗卫生机构信息化软硬件建设。

要建立完整的"互联网＋医疗健康"标准体系，包括建立统一的医疗数据目录和全国医院信息化管理标准。提高医院管理和便民服务水平。通过分时预约、智能分诊、结果查询、诊费结算、线上支付等功能提高人们就医的舒适感。

近些年来，互联网＋医疗的开展已是如火如荼，医疗行业由之前的实体诊所、实体医院，逐渐向互联网市场靠拢，而如今互联网医疗模式的开展，使药店参与的积极性明显高涨。目前互联网医疗已有三大模式：

（1）药店＋云诊所

通过给药店接入一家"云诊所"，消费者在药店便能享受精准预约、远程诊疗、电子处方等服务，全面满足其医疗健康需求。以丁香园、好大夫、春雨医生为代表的一批企业招引许多医师与患者参加。这类模式大多通过整合医疗资源和诊疗能力，以第三方互联网医院为载体，以"软件＋硬件"的方式植入药店，从而更好地满足用户健康需求。药店专心做好药，云诊所提供专业医疗服务，分工细化、优势互补，构建生态闭环。

（2）药店＋云医院

"药店＋云医院"则是医院与药店为实现医药分开、处方外流等，通过新技术手段而直接合作的服务型模式。依托互联网技术，以医疗机构本身的医师为服务主体，以药品零售企业为服务载体，实现处方电子化流转的医疗服务模式。由海口药监、卫生部主导的"微问诊"服务平台引入药店，已取得很好效果。还有早期的广东省第二医院（网络医院）与海王星辰、金康药房的合作，便是此种模式。

（3）药店+智慧医疗服务

目前，随着新技术的不断涌现，又衍生出新的模式让药店服务有了更多可能。各种智慧医疗服务的应用，助力药店深化服务业态、丰富服务场景。例如，通过可穿戴设备、AI问诊、诊后随访等疾病管理系统等与线下药店结合的智慧服务；或是全面涵盖在线问诊、慢病管理、健康服务，甚至与保险、物流等打通的多业态智慧医疗服务等。

近几年，5G和AI都是能够改变时代的颠覆性技术。目前，5G网络标准已经完成，5G产业已在布局；而AI是第四次工业革命的重要推动技术。5G是万物互联的基础，AI则是实现万物智能的工具。AI×5G技术的应用正在走向融合，并逐渐成为带动新一代技术革命的"发动机"。终端侧AI×5G的进展将对开发近乎自然语言的声纹生物识别技术至关重要。人们习惯于会话过程中的快速响应和无缝交谈。因此，自然语音交互应该具备用户体验上察觉不到延时。机器终端借助AI和5G技术，与人类进行语音交互时将更接近于自然对话。

近来有报道，中国完成全球首例5G远程手术仅延时0.1秒。

这名医师在福建省利用 5G 网络，操控 48 公里以外一个偏远地区的机械臂进行手术。报道称，5G 技术的其他好处还包括大幅减少了下载时间，下载速度从每秒约 20 兆字节上升到每秒 50 千兆字节——相当于在 1 秒钟内下载超过 10 部高清影片。在近日进行的手术中，由于延时只有 0.1 秒，外科医师用 5G 网络切除了一只实验动物的肝脏。

5G 技术最直接的应用很可能是改善视频通话和游戏体验，但机器人手术很有可能给专业外科医师为世界各地有需要的人实施手术带来很大希望。

2019 年新年伊始，华为突然宣布，6G 要来了。5G 的影响力有多大，大部分人已经了解。6G 的速度是 5G 的 10 倍！使用 5G 的技术，下载速度是 10GB/S，但使用 6G 技术的话，理论下载速度可达每秒 1TB，可以瞬间将整个国家图书馆转移到云端。

未来，互联网 + 呼吸介入治疗将通过物联网技术，实时将 AI 影像诊治技术、病理诊段技术、呼吸介入技术整合在一起。医师可将 ROSE 及病理图像通过远程会诊及时提供诊断。又可通过 AI 影像技术，远程诊断和勾画治疗靶区，还可通过远程操控呼吸介入的实施（远程遥控经皮穿刺机器人和支气管镜机器人，这些机器人均已上市），并可实时传输手术视频，准确操控手术，使在边远地区的患者享受到国内外专家的优质服务。

总之，互联网医疗跟传统医院有天壤之别，它是一个医疗的新生态。杭州等城市已建立医疗 MALL，使人们不用出家门，就可享受到国内外顶级专家的高端服务。如今的时代是一个信息资源共享的时代，AI 助力影像诊断、病理诊断、放疗靶区设定、语言电子病历、语言自动报告系统、导诊机器人、智能问诊、健康大数据平台、区块链技术在医疗中的应用等，这些互联网技术与医疗的结合，极大地促进了医疗的发展，也最大限度地满足了人民群众日益增长的卫生健康需求。

区块链在呼吸介入治疗中的应用

现代科技突飞猛进，社会正面临一个难得的转型、融合和发展的机遇。这个机遇就是数字化，即将把人类带到智能时代的四项技术：A（Artificial Intelligence，人工智能），B（Blockchain，区块链），C（Cloud computing，云计算），D（Big Data，大数据）。其中区块链 B 是龙头中的龙头；AI 有可能会对工业制造和某些服务行业的流程做出最大限度的改造，因此 A 是龙头中的中坚力量；而 C、D 是纯技术的、基础性的东西，将对信息、数据的储存、挖掘和利用产生重要影响，进而对 A、B 提供更好的信息、数据支撑。

区块链（Blockchain）技术由中本聪（Satoshi Nakamoto）于 2008 年在密码学邮件组发表的奠基性论文《比特币：一种点对点电子现金系统》所首倡。2016 年，美国、英国、日本等发达国家相继将区块链技术上升至国家战略层面，成立了区块链发展联盟。同年，区块链首次被列入中国国务院《"十三五"国家信息化规划》，将其确定为我国战略性前沿技术。

由此可见，区块链技术在智能产业引领现代农业、工业 4.0 和服务业升级改造中的作用将是巨大的。目前医疗行业利用传统资源和优势＋"区块链"将大放异彩，成为数字化、跃升式演进发展的动力源泉。区块链技术如何在呼吸介入治疗中发挥作用，是值得业界关注的一个问题。

对于"区块链"，其实医护人员还很陌生，它是由一连串使用密码学方法产生的数据块组成的分布式账簿系统。区块链包括"数据块"（block）和"链接"（chain）。区块是一种记录交易的数据结构，交易记录就是被验证的转账或是挖矿记录。每个数据块包含系统中一定时间内全部加密的交流信息数据，用于验证信息的有效性并生成次个区块；链接则指每一区块与下一区块间的链接关系，从而构成区块链。一个区块包含交易信息、前个区块形成的哈希散列、随机数等三个部分。

区块链是跨学科的，与多个学科都有着极大的交叉范围，容易带来跨学科理解上的误区，需要从多个角度、综合地去思考。作为一种共享的分布式数据库技术，它具有去中心化、高度信任、集体维护、数据可靠四个特点。但它的核心特性只有一条，那就是"高度防篡改"，基于传统 PKI 体系的数字防篡改签名技术，又增加了 2 个维度来提高其防篡改能力：一个是时间维度。各个区块产生的时间唯一，区块链通过一个一个区块不断地叠加时间戳，修改每个区块，需要同时篡改其后的所有区块内容，这样随着时间持续，篡改的难度也会指数级增长；另一个是集体维度，也就是多个参与方，基于某种预先设定好的共识机制，集体维护区块链数据的不可篡改性，共同维护并能够有效防范少数参与方的作恶。通过引入密码学技术（如非对称加密、哈希算法等）及特定的数据结构（如哈希指针、块－链结构、Markel 树等），进一步提供数据的防篡改能力。

在医疗领域，区块链技术可以帮助医师、患者和研究人员快速安全地认证权限，实现自由的数据访问和分享。因此，目前区块链在医疗领域的应用和研究备受关注，世界上许多公司和研究机构均参与其中。借鉴金融领域区块链应用的经验，区块链为医疗领域提供了集互通性、数据库、安全性等功能为一体的创新技术，主要体现为七大应用模式，包括医联体、医疗去中心化、电子健康档案、医疗器械追溯管理、可穿戴设备、医院信息集成平台及保障信息安全等。国内首个医疗场景常州市合作医联体携手阿里健康，成功将最前沿的区块链技术应用于医联体底层技术架构体系中，并已实现当地部分医疗机构之间安全、可控的数据互联互通，用低成本、高安全性的方式，解决长期困扰医疗机构的"信息孤独"和数据安全问题。

医院区块链根据区块链的类型分为公链、共同体区块链和私链。公链是公司权益规范的面对个人的应用基础链；共同体区块链是区域内医院应用，每家医院都是一个节点；私链是院内面对医院各科室内终端的应用链。如何保证跨机构的数据安全性、跨平台的数据共享，更好地解决目前信息孤岛问题，实现个人健康信息的流转与聚合，一直是医院信息化工笔者关注和思考的重要问题。

如将患者的医疗信息加密保存在区块链中形成医疗链，俗称 Medicalchain。在国外某些发达国家，每个人都有一个真实的医疗档案，并实时更新，供患者自身、卫生保健提供者、社保商险、药房和医疗机构访问。患者直接控制自己的隐私数据，只有授权，用户才可以阅读医疗档案。各医疗机构之间医疗数据共享互通，快速而安全，大幅减少文书工作量、行政失误和医院处理时间。确保数据一致性，生成后可以防止篡改。患者数据加密保存，即使被不法分子得知也不能解读其中内容，有效保证患者医疗信息。

目前我国的医疗行业还面临诸多问题。首先，是患者没有建立统一的医疗档案，所存信息各不相同，特别是许多二级以下医疗机构尚无电子病历，资料无法查阅；其次，患者信息无法共享互通。各医院之间数据不共通，A 医院无法看到患者在 B 医院的所有检查资料，特别是 HIS 和 PACS 系统各自为政，互为保密，无法相互登陆查阅。医疗数据通常包含了患者的身份信息、治疗方案、治疗费用等敏感信息，一旦数据泄露，不法分子利用这些信息很容易对患者造成健康、财产上的伤害。我国也缺乏相应的法律保护体系，确保医疗数据不被泄露和滥用。

近几年我国政府积极推进分级诊疗和医联体建设，区块链的作用不可小觑。医联体明确约定上下级医院和政府管理部门的访问和操作权限。同时，审计单位利用区块链防篡改、可追溯的技术特性，可以精准地定位医疗敏感数据的全程流转情况。同时，该区块链系统很好地化解了大量存在的"信息孤岛"问题。

医疗数据在写入区块链后，不仅可以通过时间戳来确保数据精度，而且能确保数据安全，不会被没有权限的人看到，并且不会轻易被不法分子攻击篡改。在安全隐私保护的同时，区块链技术可以让医疗数据以一种更安全、便捷的方式来进行共享，因为区块链网络上的节点数据几乎是实时更新的，患者在 A 医院的治疗数据，会同步到 B 医院的数据库里，在患者的授权下，B 医院的医师可以跟踪查看患者之前的治疗方案，这些精准的信息以一种安全共享的方式在医疗体系内流转，不仅能够节约医疗人员的时间人力成本，对患者来说，信息公开透明也能增加对医院、医师的信任，也有利于远程会诊、转诊制度的顺利推行。

呼吸介入治疗也是非常复杂的体系，需要不同科室共同参与。术前需完成各项检查，如检验、影像、病理、肺功能、心电图等，这些资料通过区块链实时向医院上传和流转，只有被授权的主管医师、内镜医师、麻醉医师和护士等，才能迅速查看信息，及时做出判断，患者就能享受医联体内各级医护人员"管家式"全程医疗服务，实现早发现、早治疗，确定患者是否有手术适应证和禁忌证、落实手术时间和交代手术注意事项，确保手术的顺利进行。特别是目前呼吸介入治疗尚未广泛开展，许多基层医师还不能很好地把握技术要点，常常需要上级医院会诊，如果这些检查资料能及时共享，就有利于远程会诊。随着5G和6G技术的运用，物联网及视联网技术将日益普及和发展，远程遥控手术和远程视频指导手术将得到临床应用，这些都需要区块链技术的大力支持和发展。

术后随访、指导康复也是区块链技术的巨大优势。患者术后可能要到不同医院观察、随访，如能及时查阅、对比当时或不同时间段的资料，就很容易判断治疗的效果，精确指导患者制定下一步治疗及康复计划。

要快速实现区块链的临床应用，主要依靠电子病历，它含有个人所有的医疗信息。目前患者的病历主要由各个具体医疗机构管理和保存，各个医疗机构之间无流转，除非发生医疗纠纷，否则患者无法获得自己的医疗记录和诊疗历史数据。如果用区块链技术保存病历，患者自己就成为医疗数据的真正掌握者，而不是某个医疗机构，患者做自己的健康规划及跨院就诊等行为就会极为方便。

目前国内外在区块链技术应用领域尚未普及标准，其在医疗领域的推广运行将面临诸多挑战。首先，去中心化属性对传统医疗管理机构将造成强烈冲击，导致相关机构和部门对区块链技术在医疗领域中的应用持谨慎态度，不利于区块链技术的大规模推广与应用；其次，在目前中国医患关系比较紧张的今天，不可能让患者自己掌握所有资料，否则许多难以想象的后果将产生，如杀医事件、巨额赔偿等将无法避免。探讨适合中国医疗特色的区块链技术势在必行。

预计未来区块链技术将对医疗行业带来深刻的变革，尽早探索可行政策、标准、落地模式等环节，是行业发展的首要任务。对于这一颠覆性的技术，要从伦理、技术、法规等多方面论证，采取谨慎、循序渐进的方法，以使区块链技术尽快在医疗领域推广应用。

如 ERAB 所期，一个完整的 ERAB 体系，需要我们内镜医师、麻醉医师、手术室护士和病房护士、患者及其家属共同努力，以提高患者生存质量、改善患者预后、减少并发症、降低住院费用为目的的 ERAB 体系的建立，期望通过多学科资源整合，促进呼吸内镜技术健康发展。同理，毫无疑问，区块链技术必将在 ERAB 体系的建设中发挥重要作用。

支气管镜在高位气道狭窄患者中的应用

高位气道狭窄是指发生于声门下 2cm 以内的病变，支气管镜检查不仅有助于评估气道狭窄的严重程度、准确判断狭窄长度（纵向长度）和狭窄部位，还有助于治疗。由于发生部位较高，极易窒息，临床处理极为困难，既往认为是硬质气管镜的禁忌证，大多交由耳鼻喉科处理。近年来，由于硬质气管镜的广泛应用和介入技术的提高，高位气道狭窄不再是支气管镜的禁忌证，呼吸内镜医师照样可以很好处理。笔者回顾性分析从 2011 年 1 月—2018 年 4 月收治的 424 例高位气道狭窄病例，希望从中总结经验，供大家分享。

43. 定性

（1）恶性：112 例患者，男性 76 例，平均年龄（60.0±15.1）岁；女性 36 例，平均年龄（61.1±14.0）岁。其中喉癌 3 例，下咽癌 6 例，声带癌 3 例，甲状腺癌气管侵犯 25 例，原发气管癌 31 例（腺样囊性癌 20 例、鳞癌 10 例、腺癌 1 例），气管炎性肌纤维母细胞瘤 3 例，食管癌气管侵犯 20 例，肺癌气管转移 11 例，乳腺癌气管转移及纵隔肉瘤侵犯气管各 2 例，气管平滑肌肉瘤、肉瘤样癌、淋巴瘤、鼻咽癌气管转移、直肠癌气管转移、会厌癌各 1 例，所有病例均经气管镜和病理证实。

（2）良性：312 例患者，男性 201 例，平均年龄（46.7±1.3）岁；女性 111 例，平均年龄（51.6±2.1）岁。其中创伤性气管狭窄 256 例，气道良性肿瘤 15 例，气管感染性疾病 9 例（结核 8 例、曲霉 1 例），甲状腺疾病 9 例（良性肿瘤 6 例、结节性甲状腺肿 3 例），特发性声门下狭窄 5 例，纵隔囊肿 3 例，气道淀粉样变 2 例，气管息肉 / 气管肉芽肿 6 例，复发性多软骨炎 2 例，气管软化 1 例及气道异物 4 例。所有病例均经气管镜和病理证实。

44. 定位

McCafferey 系统是依据狭窄部位及长度对特发性喉气管狭窄进行分级。在该系统中狭窄部位的定义如下：声门下，指边界上缘为声门下 0.5cm 处区域，下缘为环状软骨下缘边界；气管，指狭窄部位为环状轮廓的下缘起；声门狭窄，指狭窄的区域累及杓状软骨。该系统根据狭窄的部位和长度分为 4 级。Ⅰ级：病变局限于声门下或累及气管长度不超过 1cm；Ⅱ级：声门下狭窄长度大于 1cm，但在环状软骨内，未累及声门或气管；Ⅲ级：声门下狭窄延伸至气管上段，但并未累及声门；Ⅳ级：病变累及声门。

本组恶性气道肿瘤管壁型 12 例，管内型 7 例，管外型 6 例，（管壁型＋管内型）48 例，（管壁型＋管外型）4 例，3 种以上病变 35 例。根据 McCafferey 分级系统，I 级 38 例，II 级 15 例，Ⅲ级 48 例，Ⅳ级 11 例。

良性组中以创伤性高位气道狭窄最多见，大多由气管切开和气管插管引起。气管插管组累及气管 1 区（87.7%），气管切开组累及气管 I 区和 II 区分别为 63.7% 和 44.4%。气管插管组以瘢痕为主（57.9%），而气管切开组发生瘢痕和肉芽肿的百分比相似。气管插管组的形态以圆形为主（57.9%），不规则形占 10.5%，而气管切开组分别为 29.8% 和 41.1%，还有 6 例（4.8%）完全闭塞。

45. 治疗方法

所用电子支气管镜为日本 PENTAX-EPM 3500 和 OLYMPUS 260，所用硬质气管镜为德国 Tutlingen 产品 Karl Storz。术前均做胸部 CT 片（必要时行增强 CT 扫描）及肺功能检查，由内镜医师及麻醉师进行评估、决定选用何种内镜。

电子支气管镜插入方法同常规。

硬质气管镜的麻醉多选择全凭静脉麻醉。麻醉诱导前面罩吸氧，预给氧 5 ～ 10 分钟。诱导时静注依托米酯 $0.2 \sim 0.3 \text{mg} \cdot \text{kg}^{-1}$，瑞芬太尼 $0.4 \sim 0.6 \mu\text{g} \cdot \text{kg}^{-1}$，罗库溴铵 $0.3 \text{mg} \cdot \text{kg}^{-1}$，待罗库溴铵起效、下颌肌肉松弛后即可插入硬质气管镜。治疗中维持药物为异丙酚 $4 \sim 6 \text{mg} \cdot \text{kg}^{-1} \cdot \text{h}^{-1}$，瑞芬太尼

$0.2 \sim 0.3\mu g \cdot kg^{-1} \cdot min^{-1}$。

按王氏硬质镜插入法（在软质气管镜引导下插入硬质镜，5 分钟麻醉完毕，5 秒钟插入硬质镜，术毕 5 分钟拔管），然后接高频呼吸机（频率 20 ～ 40 次 / 分），维持患者血氧饱和度在 100%。术中需监测血氧饱和度、心电图、血压及呼吸运动等。如在声门部或声门下肿瘤，硬质镜前端斜面跨过声门即可，由助手固定硬质镜进行操作。

介入操作前连接三通管，在不停呼吸机的情况下进行各种治疗。若操作一段时间后，常频喷射通气不能维持足够的血氧饱和度，可改用麻醉机，必要时用手动式球囊按压，将血氧饱和度维持在 100 % 以上时，再继续进行操作。所有操作均在硬质镜与电子支气管镜相结合下进行介入。

停止操作前 5 分钟停药，必要时应用拮抗药，让患者苏醒，恢复自主呼吸状态，并在 5 分钟左右拔出硬质镜，吸净口腔内的分泌物，待患者稳定后送回普通病房。术后与病房医师交班，说明术中情况和术后可能并发症及注意事项。

硬镜铲切是利用半弧形的硬镜鞘前端直接将肿瘤等铲下，再利用活检钳将铲下的组织取出或冻取。

氩等离子体凝固（APC）：将 APC 探针通过电子支气管镜活检孔伸出气管镜插入端（能见到探针标志为准），在距病灶 0.5cm 以内时开始烧灼。APC 输出功率为 30 ～ 50W，氩气流量为 0.8 ～ 1.6L/ 分。烧灼过程中需停止吸氧，并以间断烧灼为宜

（每次 3 ～ 5 秒），时间不能太长，不断用活检钳取出碳化凝固的组织。

冷冻机采用北京库兰医疗设备有限公司生产的冷冻治疗仪 K300 型和德国 ERBE。软式可弯曲冷冻探头直径为 1.9 ～ 2.3mm，探针末端长度为 5mm。冷源为液态二氧化碳。将冰冻探头的金属头部放在肿瘤表面或推进到肿瘤内，冷冻 3 ～ 5 秒钟，使其周围产生最大体积的冰球，在冷冻状态下将探头及其黏附的肿瘤组织取出，必要时再插入探头，直至将腔内的肿瘤全部取出。冻取后如有出血，则结合 APC 止血。若将冰冻探头的金属头部放在病灶表面持续冷冻 1 ～ 3 分钟，称为冻融。

被膜金属支架为江苏西格玛公司生产和南京微创公司生产。硅酮支架为法国 Novatech 公司生产。按说明书进行植入和释放。

电圈套器、乳头切开针和球囊导管扩张器均为南京微创公司生产，根据常规操作进行。

46. 结果

（1）恶性高位气道狭窄治疗效果

44 例既往曾接受手术治疗，此次为术后复发。38 例曾接受过放疗，30 例曾接受过化疗。

患者的治疗情况：所有患者共进行气管镜介入治疗 320 例次，平均每例（3.7±0.41）次。初次治疗采用硬质镜和电子支气管镜各 56 次（各占 50%）。使用的方法中冻取 54 次（49%）。

APC 烧灼 52 次（47%）。套取 41 次（37%）。铲切 19 次（17%）。放置支架 12 枚（11%）。其中覆膜金属支架 6 枚（3 枚直筒形，2 枚 L 形，1 枚 Y 形），金属裸支架 3 枚（均为直筒形），硅酮支架 3 枚（1 枚 Y 形，2 枚沙漏形）。气管切开 6 例（5%）。气管插管 2 例（1.8%）。

患者治疗后气道阻塞程度和气促指数均有明显改善（表 8）。

表 8　112 例高位恶性气道狭窄患者介入治疗前后的变化

治疗时机	阻塞程度	KPS 评分	气促指数
术前	64.95 ± 2.61	70.0 ± 1.45	2.243 ± 0.12
术后	$21.73 \pm 1.91*$	77.93 ± 1.49	$1.20 \pm 0.07*$

注 *$P < 0.01$

经随访，患者的平均生存时间为（39.0 ± 3.8）个月。治愈率 8.9%。77 例存活者平均随访时间已超过（44.7 ± 6.4）个月，而 35 例死亡者平均生存时间为（40.8 ± 9.5）个月。1 年存活率 69.7%，3 年存活率 18.0%，5 年存活率 7.4%。

结论：呼吸内镜介入治疗可显著改善患者气道阻塞程度和气促指数，患者的生存时间明显延长，且安全可靠，无一例术中死亡或有其他严重并发症发生。

（2）良性高位气道狭窄的治疗效果

创伤性气道狭窄的诊断与处理

由表 9 可见，创伤性高位气道狭窄应用最多的是球囊扩张和冷冻，其次是 APC、电圈套器和电针（表 9）。早年应用的气管支架主要是覆膜金属支架，近年来主要是硅酮支架。

由表 10 可见，除外科手术切开组外，其他 4 组治疗后气道阻塞、KPS 评分和气促指数均有明显改善。除外科手术切开组外，各组的治愈率为 85.2% ～ 100%。4 例死亡的病例均为合并严重肺部感染（表 10）。

由表 11 可见，应用最多是冷冻，其次是 APC、球囊扩张和电圈套器（表 11）。冻融和铲切在特发性声门下狭窄应用最多，冻取在肺曲霉病、气管肉芽肿中应用最多。

由表 12 可见，介入治疗对良性肿瘤、气管肉芽肿等大多数良性病变均取得很好疗效（表 12）。

表 9　创伤性高位气道狭窄的处理方法

类别	原发病	共计(例)	冷冻(次)	铲切(次)	APC(次)	肺泡灌洗(次)	气管支架(个)	球囊扩张(次)	电圈套器(次)	曲安奈德(次)	地塞米松(次)	海博刀(次)	激光(次)	电针(次)
	插管后气管狭窄	87	549	35	55	2	20	753	49	6	14	1	4	87
	气切后气管狭窄	156	714	28	168	1	57	730	155	6	3	0	3	48
创伤性	气管断裂	6	87	6	11	0	2	108	15	0	4	0	0	7
	外科手术后狭窄	5	0	0	2	0	1	0	0	0	0	0	0	0
	吸入性烧伤	2	18	1	10	0	1	3	0	0	0	0	0	5

表 10　创伤性高位气道狭窄的治疗效果

类别	原发病	共计(例)	术前阻塞(%)	术后阻塞(%)	术前KPS	术后KPS	术前气促	术后气促	治愈		治疗无效		失访		死亡	
	插管后气管狭窄	87	70.40±2.43	20.88±1.69	66.90±1.69	88.16±0.77	2.69±0.12	0.80±0.06	80	92.0%	3	3.4%	3	3.45%	1	1.15%
创伤性	气切后气管狭窄	156	65.86±2.37	23.58±1.84	65.45±1.23	87.88±5.97	3.11±0.56	1.05±0.06	133	85.2%	16	10.3%	4	2.56%	3	1.92%
	气管断裂	6	77.17±11.05	10.00±4.08	65.00±5.13	86.67±3.04	2.67±0.38	0.33±0.019	6	100%	0	0%	0	0%	0	0%

续表

类别	原发病	共计(例)	术前阻塞(%)	术后阻塞(%)	术前KPS	术后KPS	术前气促	术后气促	治愈		治疗无效		失访		死亡	
创伤性	外科手术后狭窄	5	46.00±11.52	42.00±11.70	82.00±4.38	86.00±3.57	1.40±0.35	1.20±0.33	2	40.00%	2	40.00%	1	20.00%	0	0%
	吸入性烧伤	2	90.00±0.00	25.00±10.61	65.00±3.53	90.00±0.00	3.00±0.71	1.00±0.00	2	100%	0	0%	0	0%	0	0%

表 11 其他性质气道狭窄的介入处理方法

类别	原发病	共计(例)	冷冻(次)	铲切(次)	APC(次)	肺泡灌洗(次)	气管支架(个)	球囊扩张(次)	电圈套器(次)	激光(次)	电针(次)
良性肿瘤	气管(喉)乳头状瘤	5	17	2	17	0	0	3	2	0	1
	气管血管球瘤	2	2	2	3	1	0	0	2	0	0
	气管神经鞘瘤	4	6	0	2	0	0	0	2	0	1
	气管血管瘤	2	1	0	1	0	0	0	1	0	0
	左颈部副神经节瘤	1	4	2	4	0	1	0	4	0	0
	气管错构瘤	1	4	1	2	0	0	0	0	0	0
	甲状腺腺瘤	6	3	1	7	0	0	0	2	0	0
	结节性甲状腺肿	3	1	0	0	0	0	0	0	0	0

续表

类别	原发病	共计（例）	冷冻（次）	铲切（次）	APC（次）	肺泡灌洗（次）	气管支架（个）	球囊扩张（次）	电圈套器（次）	激光（次）	电针（次）
自发性病变	特发性声门下狭窄	5	22	5	4	0	1	9	8	2	4
气管软骨病变	复发性多软骨炎	2	1	0	0	0	2	0	1	0	0
	气管软化	1	1	0	0	0	0	0	0	0	0
	气管淀粉样变性	2	3	0	3	0	0	0	0	0	0
	纵隔囊肿	3	1	0	1	0	0	0	1	0	0
	肺曲霉菌	1	16	4	3	0	1	2	7	0	0
其他	气管异物／痰栓	4	1	0	0	0	0	0	0	0	0
	气管肉芽肿／息肉	6	8	0	9	0	1	11	4	0	2
	气管（喉）结核	8	19	1	11	0	1	16	1	1	3
总计		56	110	18	67	1	8	41	37	3	11

表12　其他性质气道狭窄的疗效

类别	原发病	共计（例）	术前阻塞（%）	术后阻塞（%）	术前KPS	术后KPS	术前气促	术后气促	气管支架	治愈		治疗无效		失访		死亡	
良性肿瘤	气管（喉）乳头状瘤	5	72.00±11.79	10.00±5.65	70.00±4.89	86.000±2.19	2.60±0.61	0.60±0.21	5	5	100%	0	0%	0	0%	0	0%

续表

类别	原发病	共计(例)	术前阻塞(%)	术后阻塞(%)	术前KPS	术后KPS	术前气促	术后气促	治愈		治疗无效		失访		死亡	
	气管血管球瘤	2	87.50±5.30	10.00±0.00	70.00±7.07	90.00±7.07	2.50±0.35	0.50±0.35	2	100%	0	0%	0	0%	0	0%
	气管神经鞘瘤	4	70.00±12.24	13.75±3.24	70.00±10.80	86.67±2.35	2.33±0.62	0.50±0.43	4	100%	0	0%	0	0%	0	0%
	气管血管瘤	2	35.00±3.53	0.00±0.00	80.00±7.07	90.00±0.00	1.50±1.06	0.50±0.35	2	100%	0	0%	0	0%	0	0%
	左颈部副神经节瘤	1	95.00±0.00	20.00±0.00	60.00±0.00	80.00±0.00	3.00±0.00	2.00±0.00	1	100%	0	0%	0	0%	0	0%
良性肿瘤	气管错构瘤	1	95.00±0.00	0.00±0.00	30.00±0.00	80.00±0.00	400±0.00	1.00±0.00	1	100%	0	0%	0	0%	0	0%
	甲状腺瘤	6	65.00±12.19	25.83±7.30	58.33±9.25	76.67±7.32	2.33±0.51	1.33±0.19	4	66.67%	0	0%	1	16.67%	1	16.67%
	结节性甲状腺肿	3	43.33±7.20	33.33±14.40	63.33±5.44	66.67±2.72	2.33±0.27	2.33±0.27	1	33.33%	2	66.67%	0	0%	0	0%
	纵隔囊肿	3	40.00±14.14	26.67±17.84	83.33±5.44	90.00±0.00	2.00±0.47	1.00±0.47	2	66.67%	0	0%	1	33.33%	0	0%

续表

类别	原发病	共计(例)	术前阻塞(%)	术后阻塞(%)	术前KPS	术后KPS	术前气促	术后气促	治愈	治疗无效	失访	死亡
自发性病变	特发性声门下狭窄	5	67.00±7.94	18.00±5.93	74.00±4.56	86.00±2.19	2.20±0.52	1.00±0.00	5 100%	0 0%	0 0%	0 0%
	复发性多软骨炎	2	40.00±28.28	25.00±17.68	50.00±7.07	65.00±3.53	3.50±0.34	2.50±1.06	2 100%	0 0%	0 0%	0 0%
气管软骨病变	气管软化	1	70.00±0.00	20.00±0.00	60.00±0.00	80.00±0.00	3.00±0.00	2.00±0.00	0 0%	1 100%	0 0%	0 0%
	气管淀粉样变性	2	50.00±28.28	20.00±7.07	75.00±3.54	85.00±3.54	1.50±0.35	1.00±0.00	2 100%	0 0%	0 0%	0 0%
其他	肺曲霉菌	1	90.00±0.00	10.00±0.00	60.00±0.00	90.00±0.00	4.00±0.00	1.00±0.00	1 100%	0 0%	0 0%	0 0%
	气管异物/痰栓	4	26.00±10.03	8.00±7.15	82.00±5.21	86.00±4.56	0.60±0.21	0.40±0.22	4 100%	0 0%	0 0%	0 0%
	气管肉芽肿/息肉	6	55.00±15.04	23.33±6.93	80.00±6.23	90.00±4.08	1.83±0.54	0.83±0.28	6 100%	0 0%	0 0%	0 0%
	气管(喉)结核	8	68.13±6.84	21.87±5.44	75.00±2.50	88.75±3.27	2.25±0.23	0.62±0.24	6 75.00%	2 25.00%	0 0%	0 0%

47. 讨论

（1）恶性高位气道狭窄

部位不同，病因亦不同。本研究所见：Ⅰ级 38 例，主要病变为甲状腺癌、腺样囊性癌和食管癌气管转移；Ⅱ级 15 例，最多见的病变为甲状腺癌和食管癌气管转移；Ⅲ级 48 例，最多见的病变为腺样囊性癌、甲状腺癌和食管癌气管转移；Ⅳ级 11 例，最多见的病变为咽喉癌和其他部位癌转移至咽喉。高位气道狭窄首选手术治疗，如咽喉癌由耳鼻喉科处理，甲状腺癌气管侵犯主要由普外科和耳鼻喉科处理，腺样囊性癌主要由胸外科处理。但若患者失去手术指征，也难以放疗（气管堵塞 70% 以上禁止外放疗），只能通过内镜来解决气道梗阻的问题。近年来随着硬质镜技术和呼吸内镜介入技术的发展，绝大多数高位气道狭窄可通过呼吸内镜处理。本组 44 例患者既往曾接受手术治疗，此次为术后复发。38 例患者曾接受过放疗，30 例患者曾接受过化疗。

首先，对严重呼吸困难、不能平卧、一般情况较差的患者，可在全凭静脉麻醉下行硬质镜诊治。

对咽喉部的病变，硬质镜前端不必插入声门内，只要对准声门吹气、维持足够的血氧饱和度，可在直视下进行操作。如为声门处肿瘤，则利用硬质镜前端的斜面，暴露病变侧声带，而将正常侧声带隔离保护起来，便于介入治疗。操作时，需由助手把持硬质镜，以固定好位置。

同理，对声门下 2cm 以内的病变也可插入硬质镜，由助手固定硬质镜，接通呼吸机进行各种介入治疗，很方便。

其次，呼吸内镜直视下治疗气道器质性狭窄的方法很多，可进行热消融（激光、微波、高频电刀、APC），冷冻，球囊扩张导管扩张等。

对管内型或管壁型肿瘤，若有蒂或基底较宽的隆起型病变可用电圈套器将其套扎，出血较少，效率较高。如有硬质镜，亦可直接行铲切法：利用镜鞘前端的斜面，可直接铲除管内或管壁上的病变组织。但需注意，铲除组织过大或过深，易引起大出血，需仔细操作。对气道内大的肿瘤，还可采取冻切或激光消融的方法，很快将肿瘤取出，如有出血，可用 APC 或激光止血。对外压型狭窄，可直接行气管插管或置入支架、T 形管等。

本组 112 例患者共进行气管镜介入治疗 320 例次，平均每例（3.7 ± 0.41）次。初次治疗采用硬质镜和电子支气管镜各占 50%，使用的方法中冻取（49%）和 APC（47%）烧灼最多，套取 37%，铲切 17%，放置支架 11%。气管切开 5%，气管插管 1.8%。

经过治疗后患者气道阻塞程度和气促指数均有明显改善，患者的生存质量得到提高。无一例术中死亡或其他严重并发症发生。

患者生存时间与术后的治疗方法也有很大关系。但由于随访资料不全，患者后期的治疗情况不详，难以准确评估患者生存时间与手术的密切关系。

本组研究结果表明，呼吸内镜介入治疗可用于恶性高位气道狭窄的治疗，且安全可靠，值得临床推广应用。

（2）良性高位气道狭窄

高位良性气道狭窄是一组复杂的疾病，可因肿瘤、创伤、感染等引起，治疗需根据病因、狭窄类型等采取不同的治疗措施。

创伤性狭窄治疗应用最多的是球囊扩张和冷冻，其次是APC、电圈套器和电针。除外科手术切开组外，其他 4 组治疗前后气道阻塞、KPS 评分和气促指数均有明显改善。除外科手术切开组外，各组的治愈率为 85.2% ～ 100%。4 例死亡的病例均为合并严重肺部感染，而不是气管狭窄本身。

球囊扩张是将球囊放置于狭窄段气道，通过高压枪泵加压扩张球囊，使狭窄部位的气管全周产生多处纵向小裂伤，裂伤处被纤维组织充填，从而达到狭窄部位扩张的目的，以缓解或解除管腔狭窄。扩张后再结合冻融，延迟伤口愈合，组织胶原纤维的产生，即可抑制瘢痕再狭窄。本组病例的治愈率都在 90% 左右（外科手术组除外），足以说明其疗效很好。

早年应用的气管支架主要是覆膜金属支架，近年来主要是硅酮支架。对高位气道狭窄放置支架有时很困难，必要时可放置 T 形管。

良性气道肿瘤以乳头状瘤最常见。对有蒂的肿瘤可采用电圈套器快速削除肿瘤，对基地较宽的可采用冻取、APC 及铲切等方法，基本均可治愈。但乳头状瘤易复发，需多次反复进行 APC 及冻融等处理。

特发性声门下狭窄需铲切多余组织，再结合冻融等多种方法，反复多次，也能达治愈目的，避免了手术。

复发性多软骨炎需在全身治疗基础上，结合内支架置入等措施，达到有效控制。近年来，随着激光技术的发展，对气管软化的膜部进行硬化处理，也能达到一定效果。

对感染性气管疾病，则需冷冻与热烧灼相结合的方法，祛除肉芽和表面坏死组织，保持气道通畅。

支气管镜在阻塞性肺不张诊治中的应用

阻塞性肺不张是由支气管内源性或外源性的阻塞引起，根据病因又可分为良性和恶性。支气管镜检查对诊治肺不张具有不可替代的作用，近年来随着支气管镜下介入技术的发展，其已成为快速解除气道梗阻安全、有效的治疗手段。笔者近年来已诊治1000 余例阻塞性肺不张，取得比较好的疗效，供临床借鉴。

48. 临床资料

回顾性分析自 2006 年 3 月 21 日—2017 年 12 月 31 日在我院收治的均经病理证实的 520 例恶性阻塞性肺不张患者，其中男性 413 例 [平均年龄（62.5±0.6）岁]，女性 107 例 [平均年龄（58.8±1.4）岁]。

还有 108 例良性肺不张，其中男性 63 例 [平均年龄（50.5±0.6）岁]，女性 45 例 [平均年龄（49.8±1.4）岁]。术前均行胸部 CT 检查，随后均行支气管镜介入治疗。

49. 治疗方法

(1) 气管镜及配套设备

①硬质镜

所用硬质镜为德国 Karl Storz (Tutlingen)，麻醉方法为全凭静脉麻醉。诱导时静注依托米酯 $0.2 \sim 0.3 mg \cdot kg^{-1}$，瑞芬太尼 $0.4 \sim 0.6 \mu g \cdot kg^{-1}$，罗库溴铵 $0.3 mg \cdot kg^{-1}$，待罗库溴铵起效、下颌肌肉松弛后即可插入硬质气管镜。治疗中维持药物为异丙酚 $4 \sim 6 mg \cdot kg^{-1} \cdot h^{-1}$，瑞芬太尼 $0.2 \sim 0.3 \mu g \cdot kg^{-1} \cdot min^{-1}$。

按王氏硬质镜插入法（在软质气管镜引导下插入硬质镜，5 分钟麻醉完毕，5 秒钟插入硬质镜，术毕 5 分钟拔管），然后接高频呼吸机（频率 $20 \sim 40$ 次／分），维持患者血氧饱和度在 100%。术中需监测血氧饱和度、心电图、血压及呼吸运动等。如在声门部或声门下病变，硬质镜前端斜面跨过声门即可，由助手固定硬质镜进行操作。

介入操作前连接三通管，在不停呼吸机的情况下进行各种诊治。若操作一段时间后，常频喷射通气不能维持足够的血氧饱和度，可改用麻醉机，必要时用手动式球囊按压，将血氧饱和度维持在 100％时，再继续进行操作。所有操作均在硬质镜与电子支气管镜相结合下进行。

终止操作前停麻药，必要时应用拮抗药，停药 5 分钟后患者苏醒，恢复自主呼吸状态，即可拔出硬质镜，吸净口腔内的分泌物，待患者稳定后送回普通病房。术后与病房医师交班，说明术中情况和术后可能并发症及注意事项。

②电子支气管镜（软镜）

按电子支气管镜操作常规进行，术前给予无痛镇静及局部喷射麻醉，术中持续静脉镇静麻醉。

（2）气管镜介入治疗

APC：将 APC 探针通过电子支气管镜活检孔伸出气管镜插入端（能见到探针标志为准），在距病灶 0.5cm 以内时开始烧灼。APC 输出功率为 30～50W，氩气流量为 0.8～1.6 L/min。烧灼过程中注意控制吸氧浓度在 40% 以内或停止吸氧，以间断烧灼为宜（每次 5～10 秒），时间不能太长，并不断用活检钳取出碳化凝固的组织（碳化的组织易燃着火）。

冷冻：软式可弯曲冷冻探头直径 1.9～2.3mm，探针末端长度 5mm。冷源为液态二氧化碳。将冰冻探头的金属头部放在病灶表面或推进到病灶内，冷冻 5～10 秒钟，使其周围产生最大体积的冰球，在冷冻状态下将探头及其黏附的肿瘤组织取出，必要时再插入探头，直至将腔内的肿瘤全部取出。冻取后如有出血，则结合 APC 止血。若将冰冻探头的金属头部放在病灶表面持续冷冻 1～3 分钟，称为冻融。

电圈套器：将电圈套器连接在高频电刀上。通过电子支气管镜的活检通道将电圈套器套扎在病灶上，然后启动高频电凝，将病灶切下。再用光学活检钳或冷冻将切下的病变组织取出。

（3）疗效判断方法

①气道狭窄程度：

$$气道狭窄\% = \frac{正常气道宽度 - 最狭窄处的气道病变宽度}{正常气道宽度} \times 100\%$$

②气道内肿瘤的疗效判断

CR：气道内肿瘤完全消除，气道无狭窄。

PR：气道内肿瘤部分消除，气道狭窄 ≤ 50%。

NR：气道内肿瘤大部分未消除，气道狭窄 > 50%。

③肺复张程度的疗效判断

肺完全复张（CR）：肺完全膨胀，体积恢复正常，无任何肺不张残留。

肺部分复张（PR）：肺部分膨胀，体积较前增大，膨胀的部分肺纹理可见，未复张的部分仍为体积缩小的致密影。

肺复张无效（NR）：肺体积未变，仍为肺不张的致密影。

50. 结果

（1）恶性阻塞性肺不张

本组男性患者 413 例，施行支气管镜诊治 1352 例次，平均每例（3.3±0.1）次，其中硬质镜 518 次（均值每例 1.3 次），电子支气管镜 834 例次（平均每例 2 次）。女性 107 例，施行支气管镜诊治 413 例次，平均每例（3.9±0.5）次。其中硬质镜 144

次（均值每例 1.3 次 / 例），电子支气管镜 269 例次（平均每例 2.5 次）。

520 例恶性肺不张发生于右侧 309 例，左侧 211 例。双侧最常见的部位均是上肺，其次是全肺和下肺。合并全肺不张 137 例，其中右侧 64 例，左侧 73 例。各个部位堵塞的原因均以肺鳞癌最常见，其次是腺癌和小细胞癌。肾癌主要位于上叶和主支气管。

支气管镜治疗后Ⅴ区、Ⅵ区、Ⅶ区、Ⅷ区及双肺上叶支气管阻塞程度明显改善，相应的 KPS 评分和气促指数均明显好转，而其他亚段阻塞程度和临床情况改善均不明显。右全肺不张治疗后完全复张和部分复张各占 41.9%，有效率达 83.8%。右中间段支气管病变造成的中下叶不张治疗后完全复张和部分复张各占 35.2% 和 25.9%，有效率达 61.1%。左全肺不张治疗后完全复张约占 50%，部分复张 27.1%，有效率达 77.1%。而亚亚段支气管阻塞引起的肺段不张治疗后完全复张率和有效率均不足 30%。本组有 4 例（0.8%）术中或术后因大出血死亡。

（2）良性阻塞性肺不张

108 例良性肺不张患者男性 63 例 [平均年龄（50.5±0.6）岁]，女性 45 例 [平均年龄（49.8±1.4）岁]。发生于右侧 68 例，左侧 40 例。右侧以右中下叶肺不张最为常见，其次是右全肺不张。病因以气道结核和异物肉芽肿最常见。气道结核引起的肺不张大多数因瘢痕闭塞引起，而异物肉芽肿大多引起阻塞性肺不张。结核部位以Ⅴ区和Ⅵ区最常见，异物肉芽肿以Ⅵ区最常见；左侧以左全肺不张最为常见，其次为左上叶肺不张。Ⅶ区以结核最常见（气道瘢痕闭塞），Ⅷ区以异物肉芽肿（阻塞性）常见。左上叶开口以炎性肉芽肿（阻塞性）最常见，其他因例数尚少，无明确规律性。

支气管镜治疗后Ⅴ区、Ⅵ区、Ⅶ区、Ⅷ区阻塞程度、KPS评分和气促指数均明显改善，而段支气管堵塞治疗后改善不明显。一半左右的Ⅴ区、Ⅵ区堵塞可完全再通。左全肺不张治疗后完全复张和部分复张各占63.6%和83.3%。左上叶肺不张约1/3可完全复张，支气管阻塞程度和KPS评分、气促指数亦有明显改善。

51. 讨论

阻塞性肺不张是呼吸系统常见病，其主要的病理形态学改变为一侧、一叶或一段肺组织局部无气体，肺组织萎陷。根据阻塞的部位不同，可引起不同部位的肺不张。若病变位于Ⅳ区、Ⅴ区、Ⅶ区、Ⅷ区，可完全堵塞右或左侧支气管，引起右或左全肺不张；Ⅵ区或叶支气管完全堵塞大多引起肺叶不张，而肺段支气管完全堵塞大多引起肺段不张。

不同部位的堵塞原因亦不同，需采取不同的治疗策略。

从本组资料可见，恶性阻塞性肺不张以双上叶肺不张最为常见，其次为全肺不张。堵塞的原因均以肺鳞癌最常见，其次是腺癌和小细胞癌。肾癌主要转移到双上叶支气管和主支气管。

麻醉方式的选择对保证手术顺利进行至关重要。对病情较重、不能配合的患者一定要在全凭静脉麻醉下进行硬质镜诊治，效果立竿见影。在全麻下插入硬质镜，既可保证患者的通气，又可从容地进行各种操作。造成全肺不张的肿块一般较大，在硬质镜下能很方便地将切除的肿瘤取出。由于肺不张需多次治疗，采用无痛、镇静和全麻下进行支气管镜诊治，大多数患者也可接受反复操作，直至管腔通畅。本组 520 例恶性患者施行支气管镜诊治 1765 例次，平均每例约 3.6 次，其中硬质镜 662 次（占 37.5%，均值每例 1.3 次）电子支气管镜 1103 例次（占 62.5%，平均每例 2.2 次）。大多数患者首次选用硬质镜诊治，后期即可在电子支气管镜下操作。

针对气道内肿瘤的类型，采用不同的治疗方法。对管内型和管壁型肿瘤，通过电圈套器、冻取、热消融等方法可基本清除肿瘤，4/5 以上的肺可复张。对有蒂或瘤体较长的肿瘤适合用电圈套器或光学活检钳将肿瘤直接切除；对瘤体表面较脆、易出血的肿瘤则适宜先用 APC 封闭血管，再结合冷冻或铲切将肿瘤清除；对瘤体较弥漫、不易出血的肿瘤，亦可直接用冻取或铲切的方法，必要时结合 APC。

对中央型气道管外压迫型肺不张，则需放置气道内支架，将堵塞的管道撑开，不张的肺亦可复张。而对亚段肺不张则不必苛求再通，否则会损伤大血管引起出血。另外，亚段肺不张对肺功能的影响也不大，也没必要一定再通，后期可结合放、化疗等将残余肿瘤消灭，阻塞的肺不张还可再通。本文 4 例围手术期大出血均发生在肺段不张的患者，由于过度清除了肿瘤，而使血管浅露或破裂。

本研究所见，经支气管镜治疗后中央型气道（Ⅴ区、Ⅵ区、Ⅶ区、Ⅷ区）及双上叶支气管阻塞程度均明显改善，相应的 KPS 评分和气促指数均明显改善，而其他亚段阻塞程度和临床情况改善均不明显。右全肺不张治疗后完全复张和部分复张各占 41.9%，有效率达 83.8%。右中间段支气管病变造成的中下叶不张治疗后完全复张和部分复张各占 35.2% 和 25.9%，有效率达 61.1%。左全肺不张治疗后完全复张约占 50%，部分复张 27.1%，有效率达 83.9% ～ 87.1%。而亚亚段支气管阻塞引起的肺段不张治疗后完全复张率和有效率均不足 30%。由此可见，对发生于中央型气道的肿瘤应尽可能打通气道，阻塞的肺有可能复张。

近年来笔者不断改进治疗技术，采用电圈套法、铲切、APC、激光等方法，出血概率已大大减少，现在发生大出血的情况已较为罕见。有些肿瘤血供丰富，如转移性肿瘤、腺样囊性癌等，术中需特别谨慎，必要时术前先行支气管动脉栓塞治疗。

笔者也曾通过支气管镜植入放射性粒子，使阻塞的肺复张。但放射性粒子不宜直接种植于腔内或管内肿瘤的瘤体内，而应种植于管壁上或外侧的瘤体内。否则，肿瘤缩小后粒子会脱落，随痰排出体外，造成环境污染。

本组 108 例良性患者发生于右侧肺不张 68 例，左侧 40 例。右侧最常见的是中下肺不张，其次是右全肺不张。病因以气道结核和异物肉芽肿最常见。气道结核引起的肺不张大多数因瘢痕闭塞引起，而异物肉芽肿大多数为阻塞性肺不张。结核部位以右主支气管和右中叶支气管最常见，异物肉芽肿以右中间段支气管最常见。

左侧最常见是左全肺不张，其次是左上肺不张。Ⅶ区以结核最常见（气道瘢痕闭塞），Ⅷ区以异物肉芽肿（阻塞性）常见。左上叶开口以炎性肉芽肿（阻塞性）最常见，其他因例数尚少，无明确规律性。

对结核引起的气道瘢痕闭塞型肺不张可采用球囊扩张联合冷冻的方法，切勿使用 APC 等过度烧灼瘢痕组织。对活动期肺结核，则可使用 APC 联合冷冻的方法，控制结核活动，抑制瘢痕组织形成，减轻瘢痕狭窄。

对异物引起的肉芽肿，可先用 APC 等祛除覆盖异物的肉芽组织，暴露出异物后再将异物取出，对残存的肉芽组织采用电圈套器或冻取的方法处理。

出版者后记

Postscript

科学技术文献出版社自 1973 年成立即开始出版医学图书，40 余年来，医学图书的内容和出版形式都发生了很大变化，这些无一不与医学的发展和进步相关。《中国医学临床百家》从 2016 年策划至今，感谢 600 余位权威专家对每本书、每个细节的精雕细琢，现已出版作品近百种。2018 年，丛书全面展开学科总主编制，由各个学科权威专家指导本学科相关出版工作，我们以饱满的热情迎来了《中国医学临床百家》丛书各个分卷的诞生，也期待着《中国医学临床百家》丛书的出版工作更加科学与规范。

近几年，中国的临床医学有了很大的发展，在国际医学领域也开始崭露头角。以北京天坛医院牵头的 CHANCE 研究成果改写美国脑血管病二级预防指南为标志，中国一批临床专家的科研成果正在走向世界。但是，这些权威临床专家的科研成果多数首先发表在国外期刊上，之后才在国内期刊、会议中展现。如果出版专著，又为多人合著，专家个人的观点和成果精华被稀释。为改变这种零落的展现方式，作为科技部所属的唯一一家出版机构，我们有责任为中国的临床医生提供一个系统展示临床研究成果的舞台。为此，我们策划出版了这套高端医学专著——《中国医学临床百家》丛书。

"百家"既指临床各学科的权威专家，也取百家争鸣之义。

丛书中每一本书阐述一种疾病的最新研究成果及专家观点，按年度持续出版，强调医学知识的权威性和时效性，以期细致、连续、全面展示我国临床医学的发展历程。与其他医学专著相比，本丛书具有出版周期短、持续性强、主题突出、内容精练、阅读体验佳等特点。在图书出版的同时，同步通过万方数据库等互联网平台进入全国的医院，让各级临床医师和医学科研人员通过数据库检索到专家观点，并能迅速在临床实践中得以应用。

在与作者沟通过程中，他们对丛书出版的高度认可给了我们坚定的信心。北京协和医院邱贵兴院士说"这个项目是出版界的创新……项目持续开展下去，对促进中国临床学科的发展能起到很大作用"。中国人民解放军第二军医大学孙颖浩校长表示"我鼓励我国的泌尿外科医生把自己的创新成果和宝贵的经验传播给国内同行，我期待本丛书的出版"；北京大学第一医院霍勇教授认为"百家丛书很有意义"。我们感谢这么多临床专家积极参与本丛书的写作，他们在深夜里的奋笔，感动着我们，鼓舞着我们，这是对本丛书的巨大支持，也是对我们出版工作的肯定，我们由衷地感谢作者的支持与付出！

在传统媒体与新兴媒体相融合的今天，打造好这套在互联网时代出版与传播的高端医学专著，为临床科研成果的快速转化服务，为中国临床医学的创新及临床医师诊疗水平的提升服务，我们一直在努力！

科学技术文献出版社

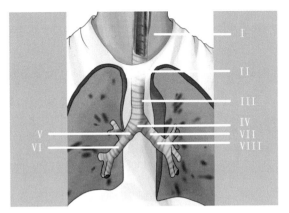

彩插 1 中央型气道的八分区（见正文第 002 页）

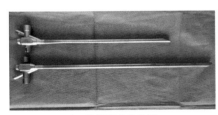

A. 传统硬质镜镜鞘

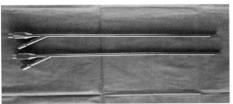

B. 改良后的镜鞘

彩插 2 硬质镜镜鞘的改良（见正文第 010 页）

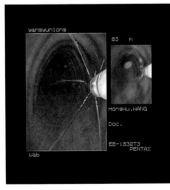

A. 气管内喷淋给药

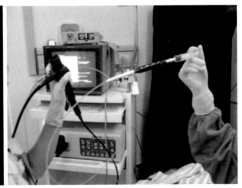

B. 长麻醉管

彩插 3 改进的局部麻醉方法（见正文第 020 页）